総 論

診断アルゴリズム

多発性内分泌腫瘍症1型

多発性内分泌腫瘍症2型

付．関連情報

多発性内分泌腫瘍症
診療ガイドブック

多発性内分泌腫瘍症診療ガイドブック編集委員会●編
協力：日本内分泌学会臨床重要課題委員会

金原出版株式会社

はじめに

　多発性内分泌腫瘍症（multiple endocrine neoplasia；MEN）は複数の内分泌臓器に腫瘍や過形成を生じる常染色体優性遺伝性疾患であり，最初の報告は20世紀初頭にさかのぼる。しかし発症病変の組合せをもとにMEN1とMEN2に分類され，疾患概念が確立したのは1960年代後半のことである。両者は特定の，かつ複数の内分泌腫瘍が家族性に発症するという共通点はあるものの，本来は原因の異なる別個の疾患である。内分泌疾患に総じていえることであるが，いずれも特徴的な病変に乏しく，また多臓器にまたがる複数の病変の確認をもって臨床的に診断が可能となることから，初発病変の診断の際に適切な全身検索がなされないと本症の診断に至ることができない。これは専門化，細分化が進んだ現在の臨床にあっては診断の大きなハードルとなりうる。海外の疫学データ，あるいは国内の特定地域での疫学データからも示唆されるように，多くの日本人MEN患者がいまだ適切な診断に至っていない可能性が考えられる。またこのことは，患者本人のみならず，同様にMENを発症している血縁者，あるいは将来発症する可能性のある血縁者の診断や治療を遅らせることにもなる。

　一方で，内分泌腫瘍を発症した患者に占めるMEN患者の割合は決して高いものではなく，すべてのMEN関連内分泌腫瘍患者にMENの検索を行うことは，患者に不要の負担を強いることにもなり，医療としてもはなはだ効率が悪い。しかし，どのような患者に対してMENを疑い，どのような検索を行うことで効率的にかつ遺漏なくMEN患者の診断が行えるか，明確に示した資料はわが国にはこれまで皆無であった。同様にひとたびMENと診断された患者の治療においても，MEN患者の関連病変の治療は非MEN患者の場合とどう異なるのか，どのように定期的な管理を行うのが望ましいのか，担当医にとっては非常に重要な問題であるが，信頼できかつ簡便に参照できる資料がなかった。

　本ガイドブックは，わが国のすべてのMEN患者が適切に診断され，かつ現時点で最良と思われる医療を受けることができることを願って作成された。本症患者を診療する可能性がある診療科は，内分泌内科・外科，脳神経外科，消化器内科・外科，泌尿器科をはじめとして極めて多領域にわたる。本ガイドブックが，こうした診療分野で活躍する医療関係者にとって有用なものになることを願っている。

2013年4月末日

多発性内分泌腫瘍症診療ガイドブック編集委員会

編集委員長　櫻井晃洋

多発性内分泌腫瘍症診療ガイドブック編集委員会 (五十音順)

〔編集委員長〕

| 櫻井　晃洋 | 札幌医科大学医学部遺伝医学 |

〔編集委員〕

五十嵐健人	日本医科大学医学部外科学(内分泌外科学)
今井　常夫	愛知医科大学医学部外科学講座乳腺・内分泌外科
内野　眞也	野口病院外科
岡本　高宏	東京女子医科大学内分泌外科
梶　　博史	近畿大学医学部再生機能医学講座
菊森　豊根	名古屋大学医学部附属病院乳腺・内分泌外科
小杉　眞司	京都大学大学院医学研究科医療倫理学・遺伝医療学
鈴木　眞一	福島県立医科大学甲状腺内分泌学講座
花﨑　和弘	高知大学医学部外科学講座外科1
福島　俊彦	福島県立医科大学甲状腺内分泌学講座
堀内喜代美	東京女子医科大学内分泌外科
山田　正信	群馬大学大学院医学系研究科病態制御内科学

〔執筆者〕

新井　正美	がん研有明病院遺伝子診療部
飯原　雅季	南池袋パークサイドクリニック
伊藤　康弘	神甲会隈病院外科
今井　常夫	愛知医科大学医学部外科学講座乳腺・内分泌外科
岩谷　胤生	虎の門病院乳腺・内分泌外科
内野　眞也	野口病院外科
宇留野　隆	伊藤病院外科
岡本　高宏	東京女子医科大学内分泌外科
小澤　厚志	群馬大学大学院医学系研究科病態制御内科学
梶　　博史	近畿大学医学部再生機能医学講座
片井みゆき	東京女子医科大学東医療センター性差医療部・内科
方波見卓行	聖マリアンナ医科大学横浜市西部病院代謝・内分泌内科
菊森　豊根	名古屋大学医学部附属病院乳腺・内分泌外科
木原　　実	神甲会隈病院外科
河本　　泉	関西電力病院外科
小杉　眞司	京都大学大学院医学研究科医療倫理学・遺伝医療学
櫻井　晃洋	札幌医科大学医学部遺伝医学

杉谷　巌	日本医科大学医学部外科学（内分泌外科学）
鈴木　眞一	福島県立医科大学甲状腺内分泌学講座
竹越　一博	筑波大学医学医療系臨床医学域スポーツ医学
田中雄一郎	聖マリアンナ医科大学脳神経外科
中山　智祥	日本大学医学部臨床検査医学
花﨑　和弘	高知大学医学部外科学講座外科1
福島　俊彦	福島県立医科大学甲状腺内分泌学講座
堀内喜代美	東京女子医科大学内分泌外科
松田　公志	関西医科大学腎泌尿器外科学
緑川　早苗	福島県立医科大学放射線健康管理学講座
宗景　匡哉	高知大学医学部外科学講座外科1
山崎　雅則	信州大学医学部創薬科学講座
山田　正信	群馬大学大学院医学系研究科病態制御内科学

CQ の設定と文献検索にあたり，以下の先生方の協力と助言をいただいた．

今村　正之	関西電力病院
神森　眞	金地病院外科
清水　一雄	日本医科大学医学部外科学（内分泌外科学）
平川　昭平	済生会横浜市南部病院外科
三浦　大周	虎の門病院乳腺・内分泌外科
宮内　昭	神甲会隈病院
宮部　理香	静岡赤十字病院外科
村上　裕美	京都大学医学部附属病院遺伝子診療部

目　次

総論 … 1

診断アルゴリズム … 5

多発性内分泌腫瘍症1型 … 19

疾患概要 … 20

1 疫　学
- **CQ 1** MEN1の頻度は？ … 21
- **CQ 2** MEN1における各病変の罹病率は？ … 23
- **CQ 3** 個々の関連病変に占めるMEN1の頻度は？ … 26

2 診　断

a. 副甲状腺機能亢進症
- **CQ 4** MEN1における原発性副甲状腺機能亢進症の発症時期と臨床症状，診断契機は？ … 28
- **CQ 5** MEN1における原発性副甲状腺機能亢進症の診断で推奨される検査は？ … 30
- **CQ 6** MEN1における原発性副甲状腺機能亢進症の自然歴は？ … 32
- **CQ 7** MEN1を積極的に疑う原発性副甲状腺機能亢進症は？ … 34

b. 膵・消化管神経内分泌腫瘍
- **CQ 8** MEN1における膵・消化管神経内分泌腫瘍の臨床症状と診断時期は？ … 35
- **CQ 9** MEN1における膵・消化管神経内分泌腫瘍の診断で推奨される検査は？ … 37
- **CQ10** MEN1における膵・消化管神経内分泌腫瘍の自然歴は？ … 39
- **CQ11** MEN1を積極的に疑う膵・消化管神経内分泌腫瘍は？ … 40

c. 下垂体腫瘍
- **CQ12** MEN1における下垂体腫瘍の臨床症状と発症時期は？ … 42
- **CQ13** MEN1における下垂体腫瘍の診断契機は？ … 44
- **CQ14** MEN1における下垂体腫瘍の診断で推奨される検査は？ … 46
- **CQ15** MEN1における下垂体腫瘍の自然歴は？ … 47
- **CQ16** MEN1を積極的に疑う下垂体腫瘍は？ … 49

d. その他の病変
- **CQ17** MEN1 における随伴病変の診断時期と診断契機は？ ……………… 51
- **CQ18** MEN1 における随伴病変の診断で推奨される検査は？ …………… 53
- **CQ19** その他 MEN1 を積極的に疑う病変は？ …………………………… 54

3 遺伝医療
- **CQ20** 家族歴の情報はどの程度重要か？ …………………………………… 56
- **CQ21** *MEN1* 遺伝学的検査の対象と検査法は？ ………………………… 58
- **CQ22** *MEN1* 変異の検出率は？ …………………………………………… 60
- **CQ23** *MEN1* 変異・多型の解釈は？ ……………………………………… 61
- **CQ24** 変異未検出症例の解釈・特徴と医療対応は？ ……………………… 63
- **CQ25** リスクのある血縁者に対する *MEN1* 遺伝学的検査の施行時期は？ ……… 65

4 治 療
a. 副甲状腺機能亢進症
- **CQ26** MEN1 における原発性副甲状腺機能亢進症に対する手術適応は？ ……… 66
- **CQ27** MEN1 における原発性副甲状腺機能亢進症に対する術式は？ ………… 68
- **CQ28** MEN1 における原発性副甲状腺機能亢進症に対する手術以外の治療は？ ‥ 70
- **CQ29** MEN1 における原発性副甲状腺機能亢進症の予後は？ ………………… 72

b. 膵・消化管神経内分泌腫瘍
- **CQ30** MEN1 における膵・消化管神経内分泌腫瘍に対する手術適応は？ ……… 74
- **CQ31** MEN1 における膵・消化管神経内分泌腫瘍に対する術式は？ ………… 76
- **CQ32** MEN1 における膵・消化管神経内分泌腫瘍に対する手術以外の治療は？ ‥ 78
- **CQ33** MEN1 における膵・消化管神経内分泌腫瘍の予後は？ ………………… 80

c. 下垂体腫瘍
- **CQ34** MEN1 における下垂体腫瘍に対する手術適応は？ ……………………… 82
- **CQ35** MEN1 における下垂体腫瘍に対する術式は？ …………………………… 83
- **CQ36** MEN1 における下垂体腫瘍に対する手術以外の治療は？ ……………… 84
- **CQ37** MEN1 における下垂体腫瘍の予後は？ …………………………………… 85

d. その他の病変
- **CQ38** MEN1 におけるその他の病変に対する手術適応と術式は？ …………… 86
- **CQ39** MEN1 におけるその他の病変に対する手術以外の治療は？ …………… 88
- **CQ40** MEN1 におけるその他の病変の予後は？ ………………………………… 89

5 サーベイランス
- **CQ41** まだ発症していない MEN1 の腫瘍に対する定期検査の方法は？ ………… 91
- **CQ42** MEN1 における各腫瘍の術後定期検査は？ ……………………………… 93

多発性内分泌腫瘍症2型　95

疾患概要　………………………………………………………………………… 96

1 疫　学
- **CQ43** MEN2の頻度は？ ……………………………………………………… 97
- **CQ44** MEN2における各病変の罹病率は？ ………………………………… 99
- **CQ45** 個々の関連病変に占めるMEN2の頻度は？ ……………………… 101

2 診　断
a. 甲状腺髄様癌
- **CQ46** MEN2における甲状腺髄様癌の診断で推奨される検査は？ …… 103
- **CQ47** MEN2を積極的に疑う甲状腺髄様癌は？ ………………………… 105

b. 褐色細胞腫
- **CQ48** MEN2における褐色細胞腫の臨床症状と発症時期，診断契機は？ ……… 106
- **CQ49** MEN2における褐色細胞腫の診断で推奨される検査は？ ……… 107
- **CQ50** MEN2における褐色細胞腫の自然歴は？ …………………………… 109
- **CQ51** MEN2を積極的に疑う褐色細胞腫は？ ……………………………… 111

c. その他の病変 ……………………………………………………………… 114

3 遺伝医療
- **CQ52** 家族歴の情報はどの程度重要か？ …………………………………… 115
- **CQ53** *RET*遺伝学的検査の対象と検査法は？ …………………………… 117
- **CQ54** リスクのある血縁者に対する*RET*遺伝学的検査の施行時期は？ ……… 119

4 治　療
a. 甲状腺髄様癌
- **CQ55** MEN2における甲状腺髄様癌に対する手術適応は？ ……………… 123
- **CQ56** MEN2における甲状腺髄様癌に対する術式は？ …………………… 126
- **CQ57** MEN2における甲状腺髄様癌に対する手術以外の治療は？ ……… 128
- **CQ58** MEN2における甲状腺髄様癌の予後は？ …………………………… 129
- **CQ59** 未発症*RET*変異保有者に対する予防的甲状腺全摘術の適応は？ ……… 131

b. 褐色細胞腫
- **CQ60** MEN2における褐色細胞腫に対する手術適応は？ ………………… 133
- **CQ61** MEN2における褐色細胞腫に対する術式は？ ……………………… 135
- **CQ62** MEN2における褐色細胞腫に対する手術以外の治療は？ ………… 137
- **CQ63** MEN2における褐色細胞腫の予後は？ ……………………………… 138

c. その他の病変 ……………………………………………………………… 140

5 サーベイランス

CQ64 まだ発症していない MEN2 の腫瘍に対する定期検査の方法は？ ……… 141
CQ65 MEN2 における各腫瘍の術後定期検査は？ …………………………… 143

付．関連情報　　　　　　　　　　　　　　　　　　　　145

1. 国内の MEN データベース ………………………………………………… 146
2. 開発中の新たな治療法：MEN1 ……………………………………………… 147
3. 開発中の新たな治療法：MEN2 ……………………………………………… 149
4. 患者・家族の会 ……………………………………………………………… 151

Column

1. 測定可能な関連ホルモンについて ………………………………………… 38
2. *CDK1* について ……………………………………………………………… 57
3. MEN1 の遺伝カウンセリングにおける留意点 …………………………… 62
4. *MEN1* 遺伝学的検査実施施設，手続きについて ………………………… 64
5. MEN1 胸腺の予防的切除術について ……………………………………… 87
6. カルシトニン測定の現状について ………………………………………… 104
7. カテコールアミン測定の現状について …………………………………… 113
8. その他の随伴病変の症状と診断について ………………………………… 114
9. MEN2 の遺伝カウンセリングにおける留意点 …………………………… 121
10. *RET* 遺伝学的検査実施施設，手続きについて …………………………… 122
11. 予防的副腎摘出術，皮質機能温存手術について ………………………… 134
12. 褐色細胞腫と妊娠について ………………………………………………… 136
13. その他の随伴病変の治療について ………………………………………… 140

索　引 ……………………………………………………………………………… 153

総 論

総　論

1．背景と目的

　多発性内分泌腫瘍症（multiple endocrine neoplasia；MEN）は決して頻度の高い疾患ではないため，本症患者の診療経験のある医師は多くない。しかしながら，MEN でみられる個々の関連病変は内分泌内科，内分泌外科，あるいは脳神経外科などで高い頻度で認められる疾患である。このため，関連病変を有する患者の診療において，どの患者を対象に，どのように MEN の検索を進めるべきか，担当医が悩むことも少なくない。標準的な治療やサーベイランスに関する情報も十分とはいえない。また遺伝性疾患であるがゆえに，患者本人の心理社会的負担や血縁者へのアプローチなど専門的な対応も求められる。

　このような状況にあって，本ガイドブックは，臨床医が MEN に関連する病変を有する患者の診療にあたる際，効率的に MEN 診断のための検索を行い，また MEN と診断された患者に対して適切な診療を提供する一助になることを目的として作成された。

2．作成の方法

　本ガイドブックは，厚生労働科学研究費補助金難治性疾患等克服研究事業「多発性内分泌腫瘍症診療の標準化と患者支援，新たな治療開発に関する研究」班（研究代表者　櫻井晃洋）の研究分担者，ならびに私的な研究グループである「多発性内分泌腫瘍症研究コンソーシアム（MEN コンソーシアム）」（代表世話人　櫻井晃洋）のメンバーを中心として構成された「多発性内分泌腫瘍症診療ガイドブック編集委員会」が作成した。

　編集委員会は MEN に関する診療上の問題を抽出し，これをもとにクリニカルクエスチョン（clinical question；CQ）を設定した。各 CQ に関連する論文を PubMed および医学中央雑誌より検索し，各 CQ の執筆担当者は関連する論文について構造化抄録を作成した。

　担当者が執筆した推奨文と解説は，担当する編集委員が章ごとに取りまとめと推敲を行い，さらに編集委員会において全体の内容と推奨グレードについての検討を行った。

3．推奨グレードについて

　本ガイドブックでは各 CQ の記述の冒頭に推奨文を提示し，以下の基準に基づいた推奨グレードを示している。

グレード	内　容
A	質の高いエビデンスが存在し，診療で実践することを強く推奨する
B	質は高くないがエビデンスが存在し，診療で実践することを推奨する
C1	エビデンスは不十分であるが，診療で実践することを推奨する
C2	エビデンスがなく診療における実践は推奨しない

MENに関する論文は限られており，ランダム化比較試験のようなエビデンスレベルの高い研究はほとんど存在しない。このため，本ガイドブックで示されている推奨グレードは比較的低いものが多く，それぞれの推奨文は現時点での専門家のコンセンサスに最も近い見解を反映したものである。ただし，診断や治療においてはわが国の医療体制や個々の検査・治療に対する保険収載の問題など，必ずしも欧米と同様の対応がなされていない場合もあることをご承知いただきたい。

4. 日本内分泌学会臨床重要課題委員会

　日本内分泌学会臨床重要課題委員会は，内分泌領域の診療上で問題となっている重要な課題を取り上げ，診断基準や治療指針の作成を進めており，平成21年度より「多発性内分泌腫瘍症の診療実態調査と診療指針の作成」が，課題の一つとして採択されている。本ガイドブック編集委員会で執筆した内容は，上記委員会における査読を受け，2回にわたる加筆，推敲を行い，最終稿を確定した。

5. 利益相反

　本ガイドブックは科学的な文献に基づいて作成されており，特定の団体や医薬品，医療技術との利益相反は存在しない。

診断アルゴリズム

[本章の出典:日本内分泌学会臨床重要課題『多発性内分泌腫瘍症の診断実態調査と診療指針の作成』,
日本内分泌学会ホームページより転載し,一部改変]

はじめに

　多発性内分泌腫瘍症（multiple endocrine neoplasia：MEN）は種々の内分泌臓器および一部の非内分泌臓器に過形成，腺腫，癌を発症する常染色体優性遺伝性疾患である．本手引きでは多発性内分泌腫瘍症1型（MEN1）および2型（MEN2）をその対象疾患とする．

　さまざまな内分泌腫瘍を発症した患者の中からMEN患者を診断する重要性としては，①MENでは散発性（非遺伝性）腫瘍とは異なる診断法や異なる治療方針が求められる，②MENと診断した場合には，診断の契機となった腫瘍以外の，他の併発病変の早期診断・早期治療を目的としたサーベイランスを行う必要がある，③MENは常染色体優性遺伝性疾患であり，一人の患者をMENと診断することで，まだ診断されていない，あるいはまだ発症していない血縁者に対して関連病変の早期発見・早期治療を可能にする，ことが挙げられる．しかしながら，すべての患者に対してMENを念頭においた検索を行うことは効率的ではなく，可能性の高い患者を適切に抽出する必要がある．

診断アルゴリズムについて

　この手引きでは，MENで発生する単一の病変を診断した際に，効率的にMEN1もしくはMEN2の有無を評価するための診断アルゴリズムを提示している（アルゴリズム1～9）．個々の病変の診断が確定したのちに，それぞれの病変に対するアルゴリズムを用いてMENの可能性を評価する．最終的には「MEN1（MEN2）」，「MEN1（MEN2）疑い」，「他の遺伝性腫瘍（疑いを含む．MEN2のみ）」，「散発性腫瘍」に分類される．

アルゴリズム1．MENの可能性の評価

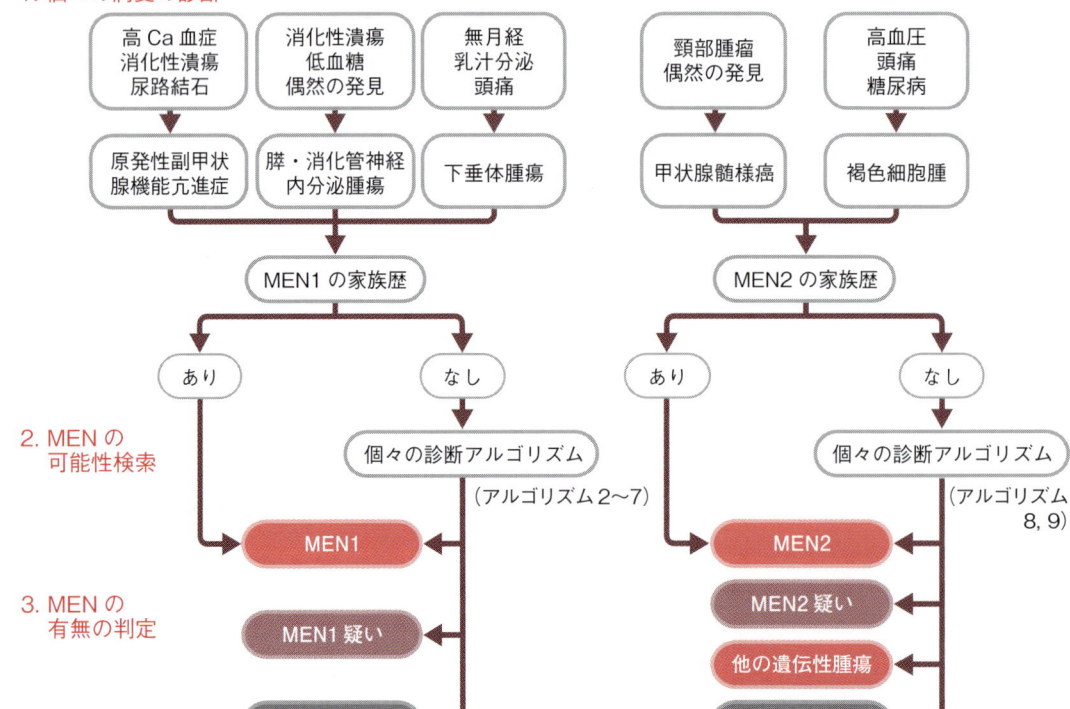

なお，MEN と診断された患者における個々の病変の治療に関しては，本手引きとは別個の治療に関する手引きを作成中であり，後日公開を予定している。

1. 多発性内分泌腫瘍症1型（MEN1）

臨床病変：

MEN1 で認められる主な病変を表1に示す。多くの腫瘍は良性であるが，膵・消化管神経内分泌腫瘍の一部と胸腺神経内分泌腫瘍は悪性化し，これらが予後決定因子となる。膵・消化管神経内分泌腫瘍では径が大きいほど肝転移のリスクは高い。また，胸腺神経内分泌腫瘍はほぼ全例が悪性で早期に遠隔転移をきたす。

原発性副甲状腺機能亢進症，膵・消化管神経内分泌腫瘍，下垂体腫瘍患者のうちで MEN1 患者が占める割合はそれぞれ約 2〜5％，10％，1〜2％と推測される。

表1 MEN1で発生する病変と浸透率

病　変	浸透率
原発性副甲状腺機能亢進症	95％
膵・消化管神経内分泌腫瘍	60％
下垂体腺腫	50％
副腎皮質腫瘍	20％
胸腺・気管支神経内分泌腫瘍	7％
皮膚腫瘍[1]	40％

[1] 顔面血管線維腫，結合組織母斑，脂肪腫など

原因遺伝子：

腫瘍抑制遺伝子である *MEN1* 遺伝子の生殖細胞系列変異は，家族例の約 90％，散発例の約 50％に認められる。遺伝子変異の型と臨床像の相関はみられず，同一家系内でも患者ごとに臨床像は異なる。

注：*MEN1* 変異を認めない家系のごく一部にサイクリン依存性キナーゼインヒビター遺伝子（*CDKN1B*, *CDKN2C*）の変異が報告されている。日本人ではまだ報告がない。

診断基準：

以下のうちいずれかを満たすものを MEN1 と診断する。
① 原発性副甲状腺機能亢進症，膵・消化管神経内分泌腫瘍，下垂体腺腫のうち2つ以上を有する。
② 上記3病変のうち1つを有し，一度近親者（親，子，同胞）に MEN1 と診断された者がいる。
③ 上記3病変のうち1つを有し，*MEN1* 遺伝子の病原性変異が確認されている。

MEN1 変異が同定された患者の血縁者で，発症前遺伝子診断によって変異が同定されたが，まだいずれの病変も発症していない者を「*MEN1* 変異保有未発症者」と呼ぶ。

臨床診断：

　MEN1の各病変はそれぞれ異なる時期に発症する。また，初発症状は非特異的であり（消化性潰瘍，尿路結石，無月経等），最初に出現した臨床症状を診察する可能性がある診療科は多岐にわたる。このため，単一のMEN1関連病変を診断した際には，他の関連病変の有無について横断的な診療体制のもとで精査を進めることが本症の早期診断につながる。

診断後：

　ひとたびMEN1と診断がなされた場合には，外科的治療，薬物治療，定期的なサーベイランス，血縁者の発症前診断を含む遺伝子診断および遺伝カウンセリングなど，横断的かつ長期にわたる医療の提供が必要となる。本症のように有病率が低く，かつ多領域にわたる横断的な医療を要する疾患においては，本症の診療経験が豊富で，かつ遺伝子診断や遺伝カウンセリングを含めた包括的な診療体制が整備されている医療機関に患者を紹介したり，診療の助言を求めたりするなどの配慮が望ましい。

　次頁より，個々の病変が確認された患者におけるMEN1検索アルゴリズムを示す。なお，アルゴリズム中の検査1〜3および注1〜10は下記の通りである。

検査1： 下垂体検索：プロラクチンおよびIGF-1測定。下垂体MRI。

検査2： 膵・消化管検索：空腹時インスリン，血糖，ガストリン測定。腹部CT/MRI。

検査3： 副甲状腺検索：アルブミン補正血清カルシウムおよびインタクトPTH測定。MEN1の原発性副甲状腺機能亢進症では血清カルシウムもしくはインタクトPTH値が正常上限にとどまる軽症例も少なくないので注意を要する。

注1： MEN1関連腫瘍は以下を含む。原発性副甲状腺機能亢進症，膵・消化管神経内分泌腫瘍，下垂体腫瘍，副腎皮質腫瘍，胸腺・気管支神経内分泌腫瘍，皮膚腫瘍。

注2： 臨床的に2病変以上を有している場合でも，患者の遺伝学的検査は診断を確定し，血縁者の発症前診断を可能にする情報として有用である。

注3： 遺伝学的検査にあたっては，日本医学会「医療における遺伝学的検査・診断に関するガイドライン」などの関連指針を参照し，被検者の不利益が生じないように配慮する。

注4： 保険未収載。

注5： 診断基準の①に基づいて臨床的にMEN1と診断された患者は，変異陰性でもMEN1として扱う。

注6： *CDKN1B, CDKN2C* 変異による家系が報告されている。

注7： 家族性副甲状腺機能亢進症の一部を含む。

注8： 他の家族性副甲状腺機能亢進症（familial isolated hyperparathyroidism；FIHP, hyperparathyroidism-jaw tumor syndrome；HPT-JT, familial hypocalciuric hypercalcemia；FHH, MEN2）の可能性を考慮する。

注9： 全ガストリノーマの25％はMEN1による。

注10： ガストリノーマの局在診断には選択的動脈内刺激薬注入試験（SASI test）による評価を要する。

アルゴリズム2. 原発性副甲状腺機能亢進症

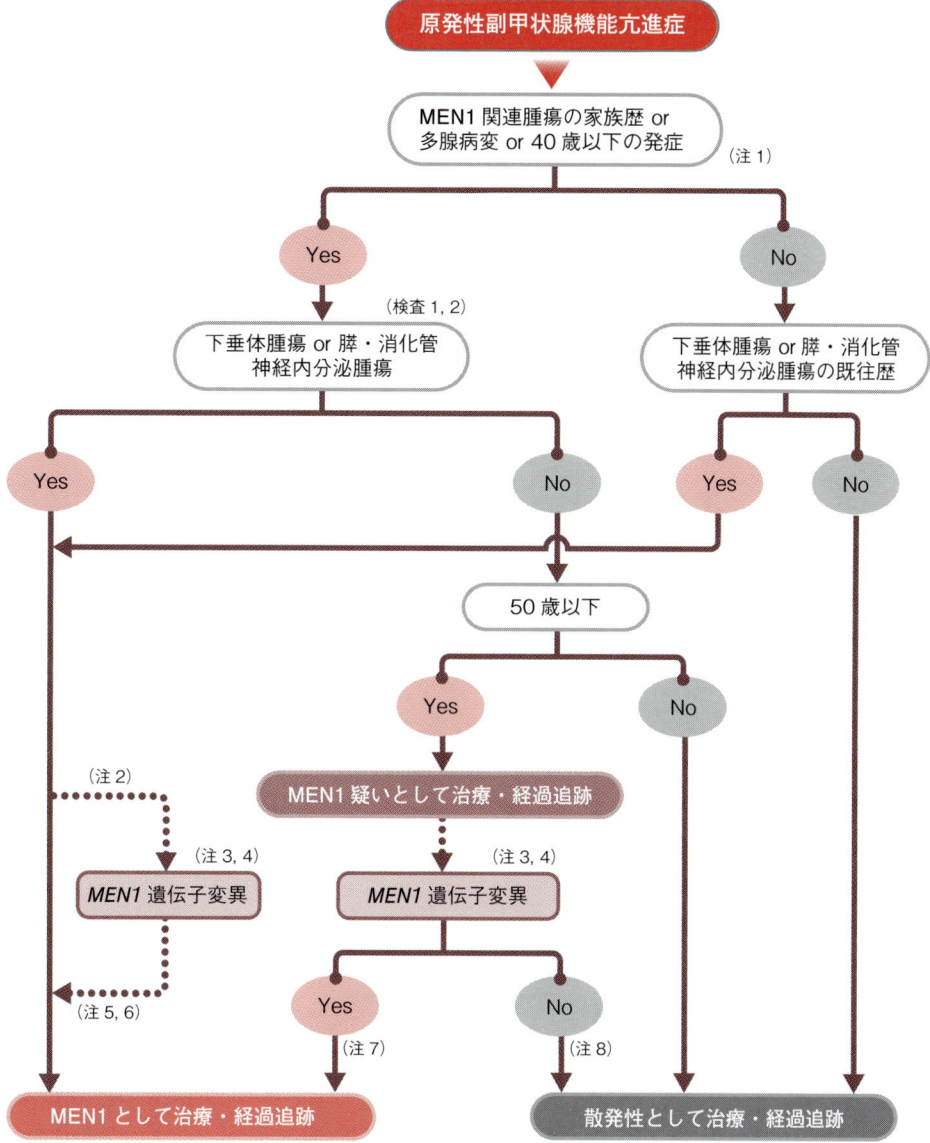

アルゴリズム3. ガストリノーマ

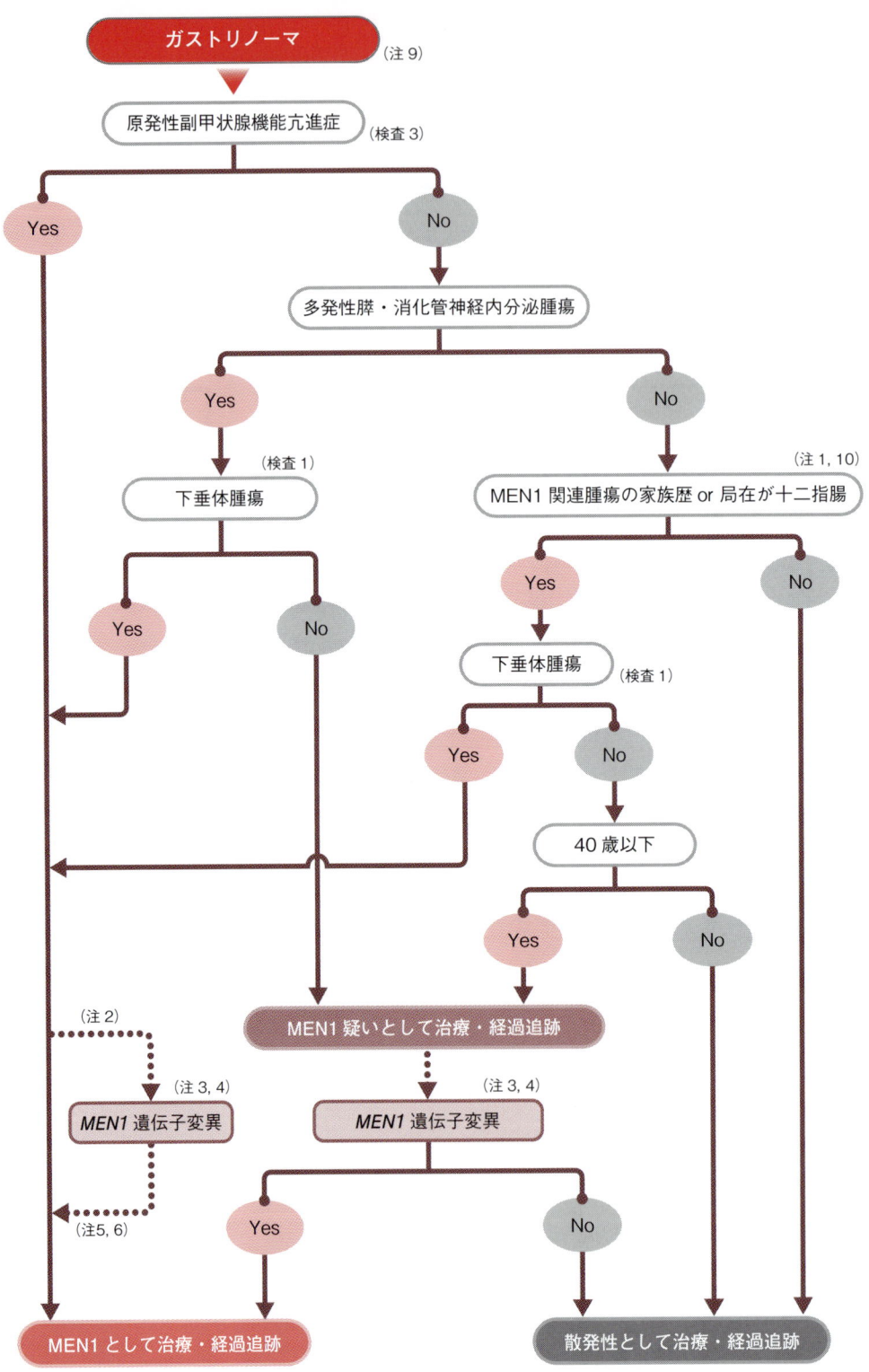

アルゴリズム4. インスリノーマ

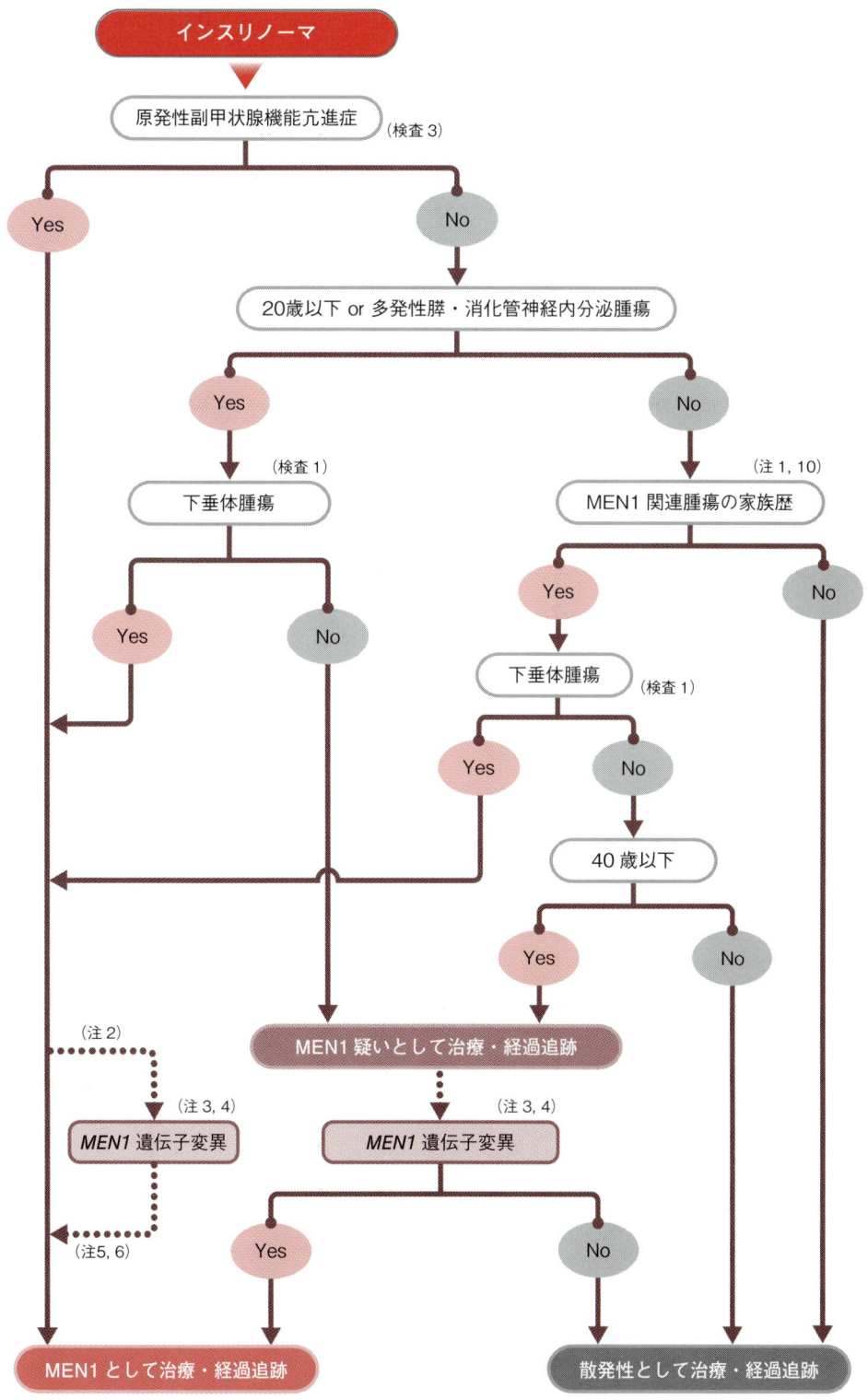

アルゴリズム5. 他の機能性膵神経内分泌腫瘍

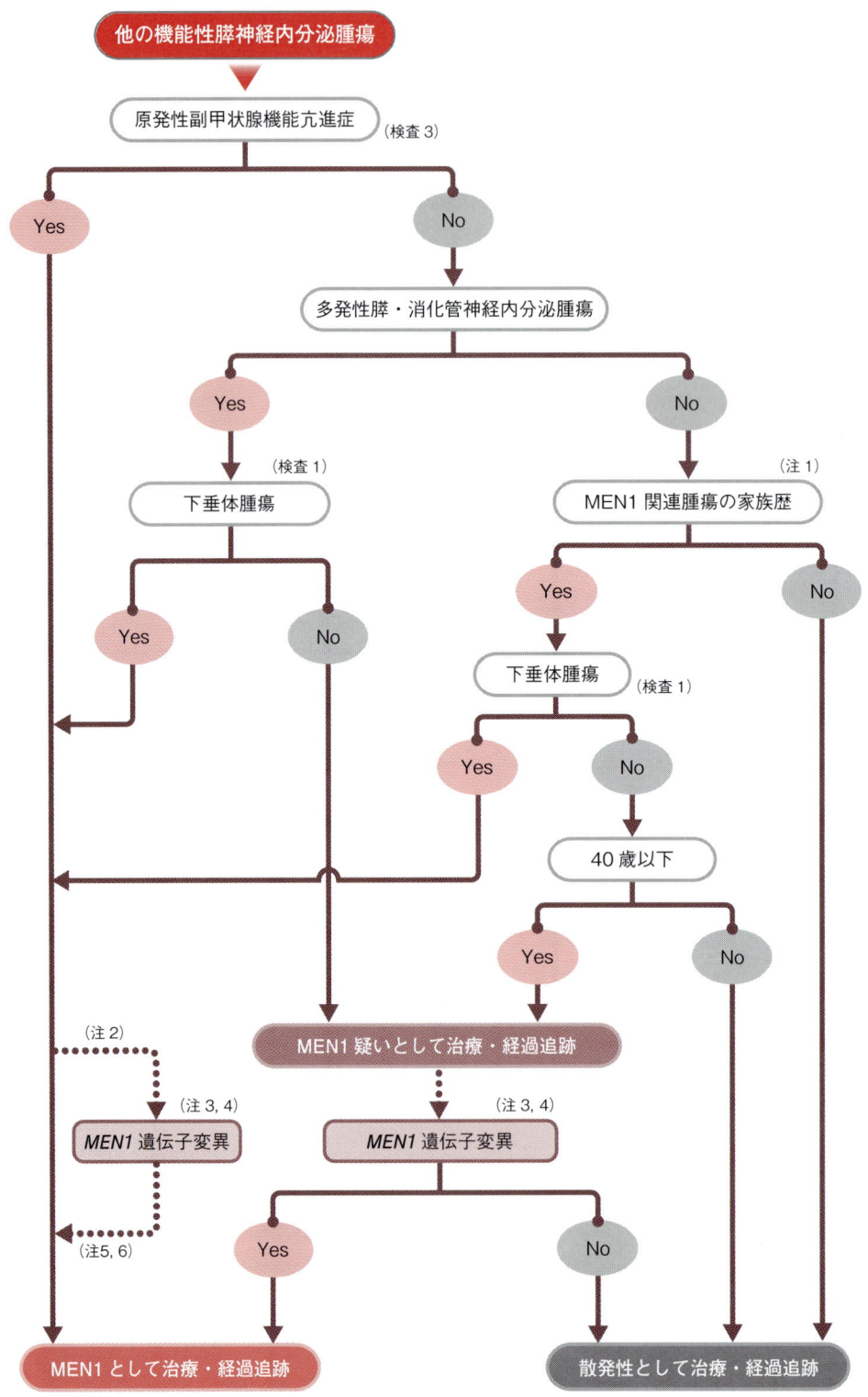

アルゴリズム6. 非機能性膵神経内分泌腫瘍

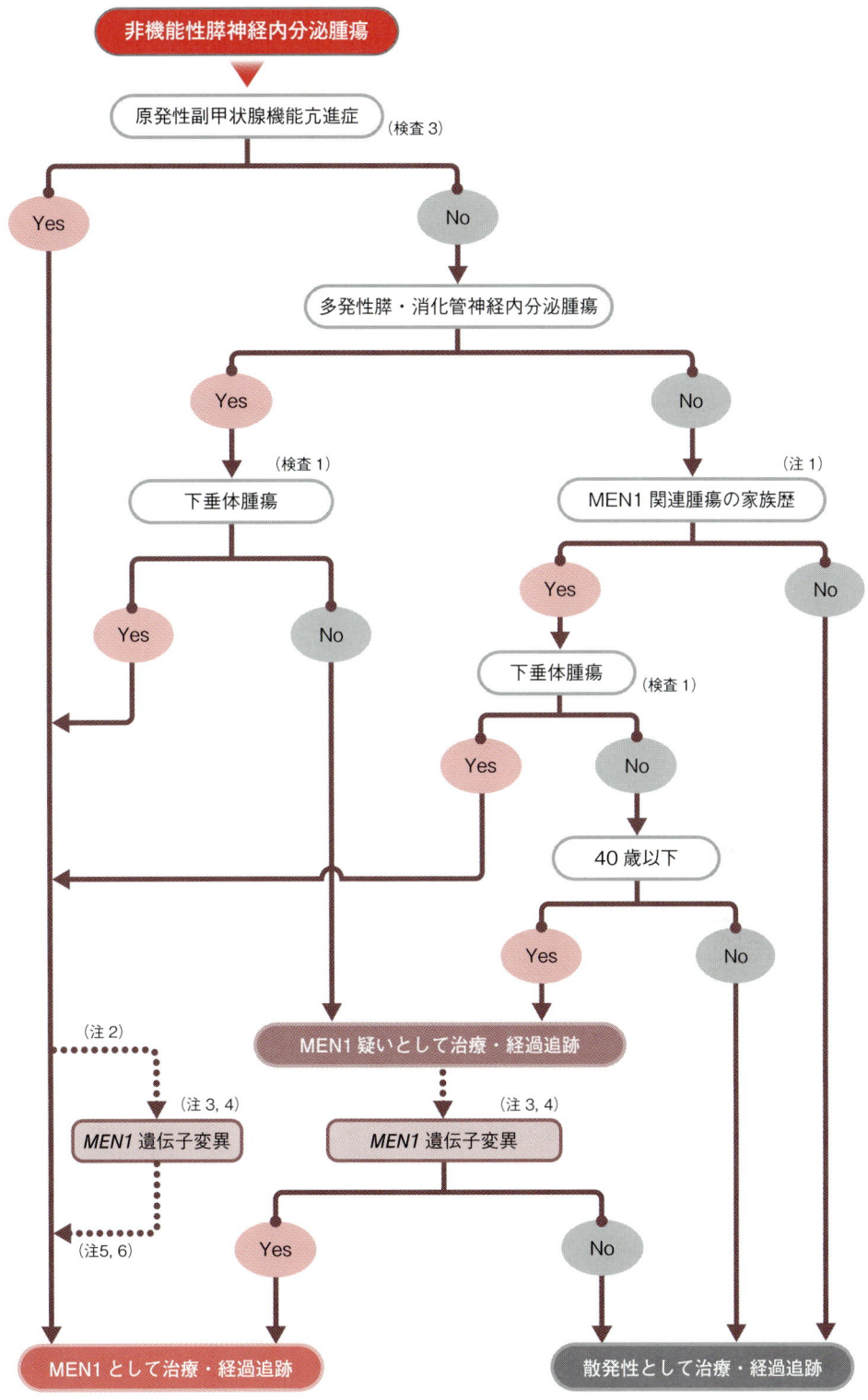

アルゴリズム 7. 下垂体腫瘍

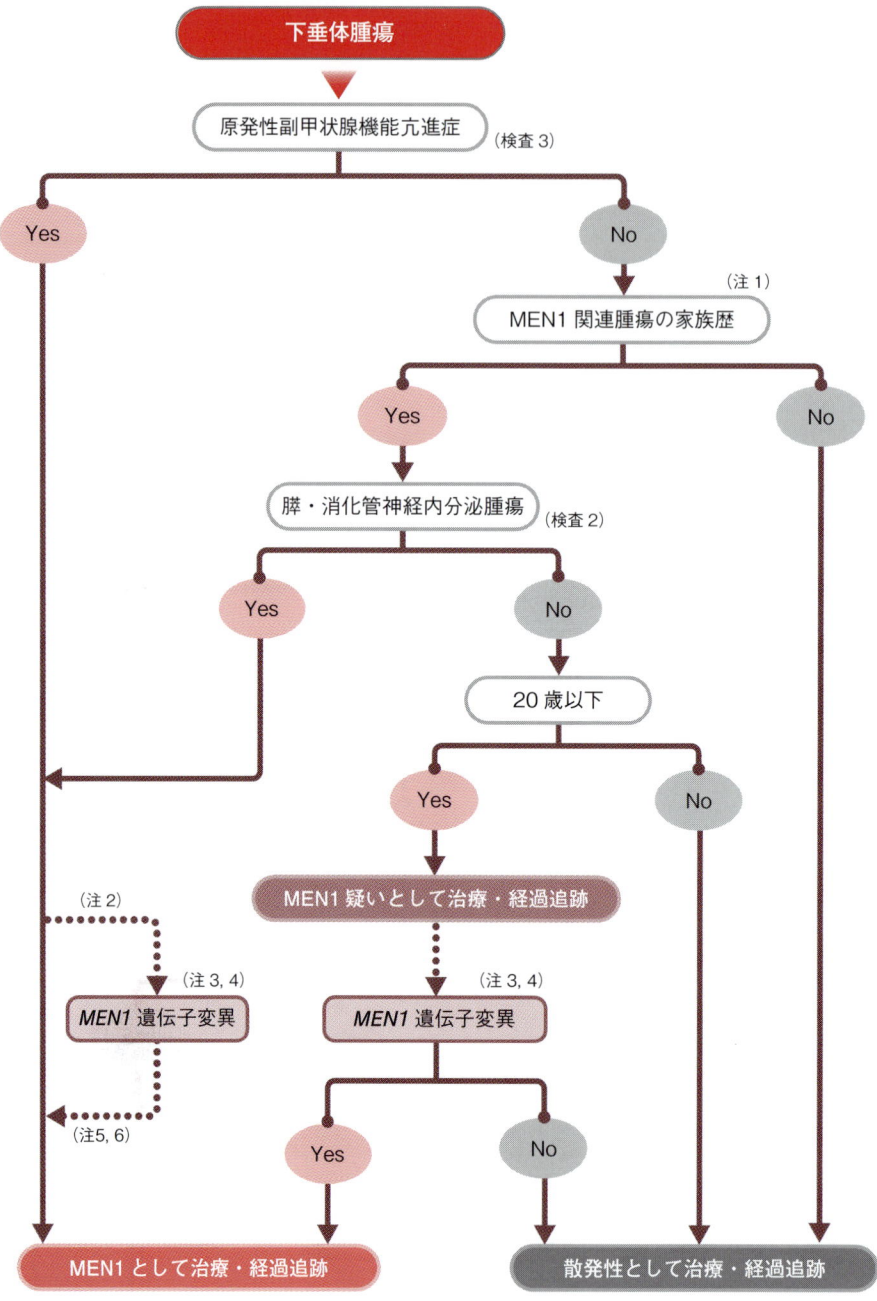

2. 多発性内分泌腫瘍症2型（MEN2）

臨床病変：

　MEN2は臨床所見と家族歴に基づいて，MEN2A，MEN2B，家族性甲状腺髄様癌（familial medullary thyroid cancer；FMTC）に細分される。個々の病型では以下の病変を認める。甲状腺髄様癌は比較的進行が緩徐であり，日本人で報告された10年生存率は90％を超えている。また，年齢と進行度をマッチさせた比較ではMEN2と散発例で予後の差はないと考えられている。MEN2における褐色細胞腫はほぼ全例が良性であり，遠隔転移や異所性発生は稀である。

　甲状腺髄様癌，褐色細胞腫，原発性副甲状腺機能亢進症患者のうちでMEN2患者が占める割合はそれぞれ約20〜40％，5〜10％，1％未満と推測される。

表2　MEN2で発生する病変と浸透率

	MEN2A	MEN2B	FMTC
MEN2に占める割合	85％	5％	10％
病　　変	浸透率		
甲状腺髄様癌	100％	100％	100％
褐色細胞腫	60％	70％	0％
原発性副甲状腺機能亢進症	10％	0％	0％
粘膜神経腫	0％	100％	0％
Marfan様体型	0％	80％	0％

原因遺伝子：

　癌原遺伝子である*RET*遺伝子の生殖細胞系列変異がほぼ全例で認められる。遺伝子変異はすべてミスセンス変異であり，変異コドンと臨床像に明瞭な相関が認められる。

診断基準：

1）以下のうちいずれかを満たすものをMEN2（MEN2AまたはMEN2B）と診断する。
　① 甲状腺髄様癌と褐色細胞腫を有する。
　② 上記2病変のいずれかを有し，一度近親者（親，子，同胞）にMEN2と診断された者がいる。
　③ 上記2病変のいずれかを有し，*RET*遺伝子の病原性変異が確認されている。
2）以下を満たすものをFMTCと診断する。
　家系内に甲状腺髄様癌を有し，かつ甲状腺髄様癌以外のMEN2関連病変を有さない患者が複数いる。
　　注：1名の患者の臨床像をもとにFMTCの診断はできない。MEN2Aにおける甲状腺髄様癌以外の病変の浸透率が100％ではないため，血縁者数が少ない場合には，MEN2AとFMTCの厳密な区別は不可能である。MEN2Bは身体的な特徴からMEN2AやFMTCと区別できる。

　*RET*変異が同定された患者の血縁者で，発症前遺伝子診断によって変異が同定されたが，まだいずれの病変も発症していない者を「*RET*変異保有未発症者」と呼ぶ。

臨床診断：

　MEN2の各病変はそれぞれ異なる時期に発症する．また，初発症状は非特異的であり（頸部腫瘤，高血圧等），最初に出現した臨床症状を診察する可能性がある診療科は多岐にわたる．このため，単一のMEN2関連病変を診断した際には，他の関連病変の有無について横断的な診療体制のもとで精査を進めることが本症の早期診断につながる．

診断後：

　ひとたびMEN2と診断がなされた場合には，外科的治療，薬物治療，定期的なサーベイランス，血縁者の発症前診断を含む遺伝子診断および遺伝カウンセリングなど，横断的かつ長期にわたる医療の提供が必要となる．本症のように有病率が低く，かつ多領域にわたる横断的な医療を要する疾患においては，本症の診療経験が豊富で，かつ遺伝子診断や遺伝カウンセリングを含めた包括的な診療体制が整備されている医療機関に患者を紹介したり，診療の助言を求めたりするなどの配慮が望ましい．

　次頁より，個々の病変が確認された患者におけるMEN2検索アルゴリズムを示す．原発性副甲状腺機能亢進症がMEN2の発見契機となることはほとんどない．なお，アルゴリズム中の検査4および注11～21は下記の通りである．

検査4： 甲状腺髄様癌検索：カルシトニン（＋CEA）測定．高値の場合は甲状腺超音波検査．最終的には細胞診による確定診断を要する．

注11： すべての甲状腺髄様癌で*RET*遺伝学的検査が推奨される（甲状腺腫瘍診療ガイドライン2010年版）．全甲状腺髄様癌の約30％はMEN2による．
注12： 遺伝学的検査にあたっては，日本医学会「医療における遺伝学的検査・診断に関するガイドライン」などの関連指針を参照し，被検者の不利益が生じないように配慮する．
注13： 保険未収載．*RET*遺伝学的検査については一部の施設で先進医療承認されている．
注14： 家族性甲状腺髄様癌を含む．
注15： HPPS = hereditary pheochromocytoma / paraganglioma syndrome（遺伝性褐色細胞腫・パラガングリオーマ症候群），VHL = von Hippel-Lindau 病
注16： 腹部悪性パラガングリオーマ（SDHB），頭頸部パラガングリオーマ（SDHD），中枢神経・網膜血管芽腫/腎癌など（VHL）
注17： MEN2関連腫瘍には以下を含む．甲状腺髄様癌，褐色細胞腫，原発性副甲状腺機能亢進症．
注18： VHLの可能性を考慮する．
注19： 臨床像に基づいて解析遺伝子を選択する．
注20： HPPSでは変異陽性率が低いため，変異を認めなくてもHPPSを否定できない．VHL，SDHB，SDHD以外の，頻度の低いHPPS関連遺伝子の変異の可能性も考慮する．
注21： MEN2の診断が確定していても，遺伝子情報は臨床経過の予測や血縁者の発症前診断の情報として有用である．

アルゴリズム8. 甲状腺腫瘍

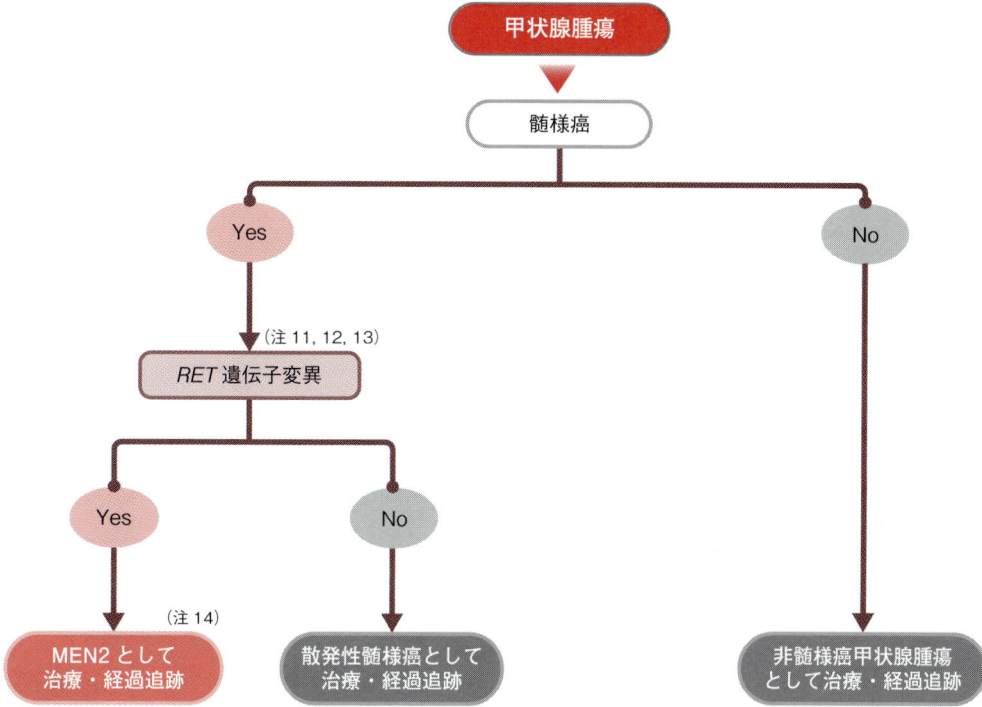

アルゴリズム9. 褐色細胞腫

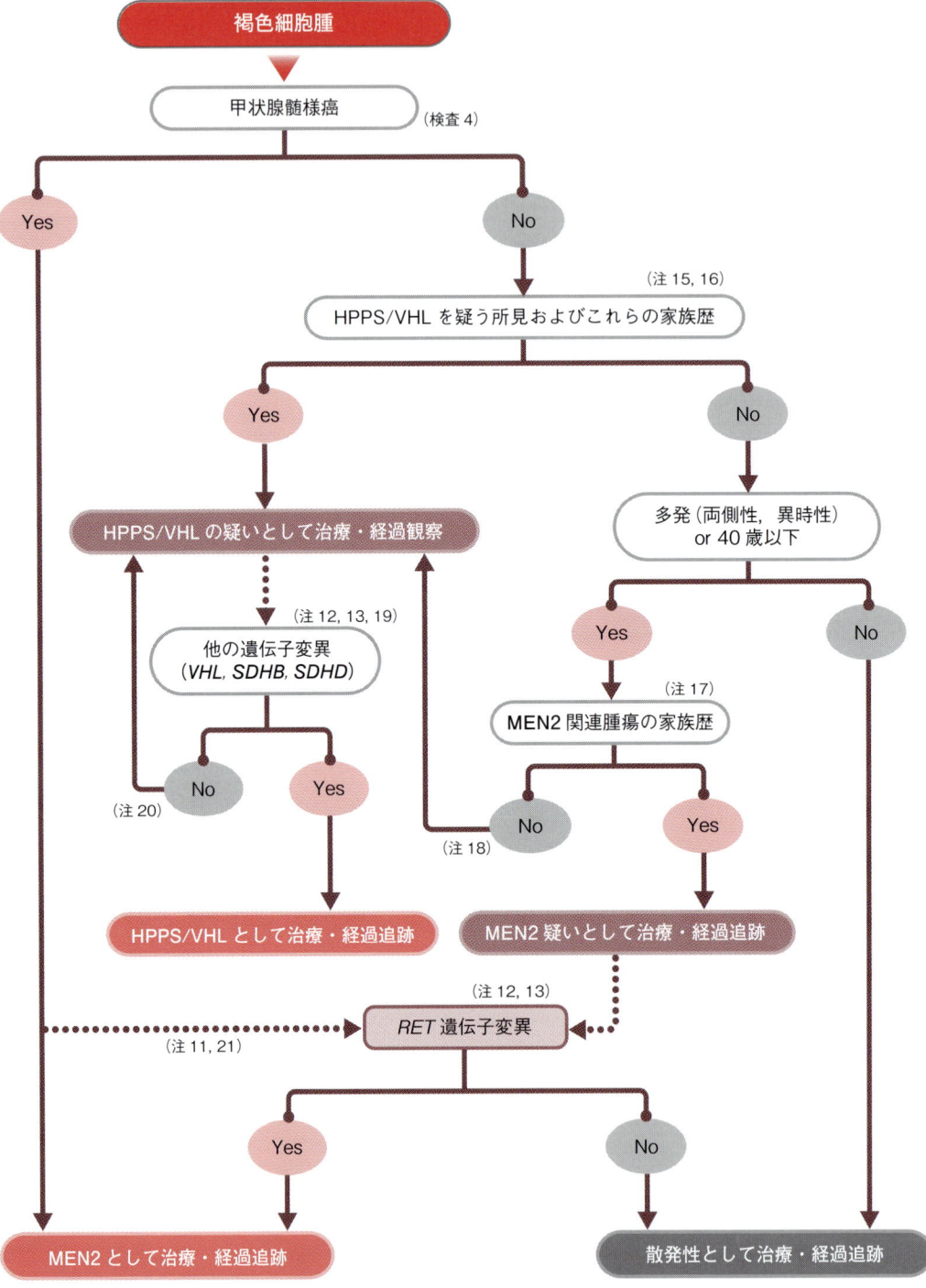

多発性内分泌腫瘍症1型

疾患概要

　多発性内分泌腫瘍症1型（multiple endocrine neoplasia type 1；MEN1）は副甲状腺，膵・消化管，下垂体をはじめとした内分泌臓器および非内分泌臓器に腫瘍性病変を発生する常染色体優性遺伝性疾患である。臨床像は腫瘍が産生するホルモンによって患者ごとに異なり，同一家系内でも個人差が大きい。基本的に生命予後は良好な疾患であるが，膵・消化管神経内分泌腫瘍や胸腺神経内分泌腫瘍は悪性のものがあり，他の悪性腫瘍と同様，予後を不良にする要因となる。

　本症に伴う内分泌腫瘍の臨床症状は特徴的なものが少なく，症状が出現してから腫瘍の診断までに時間を要している例が多い。さらに，1病変が診断されても他病変の検索が適切に行われなければ，本症の診断は困難である。実際に疫学的知見からは，十分な検索が行われないがために本症の確定診断に至っていない患者が数多く存在するものと推定される。現在のように医療が専門化，細分化している中で，異なる専門領域で扱われる疾患を複数発生する本症においては，常に本症の可能性を念頭において必要な検索を進めることが求められる。

　また，原発性副甲状腺機能亢進症以外の病変は浸透率が60％以下であり，生涯罹患しない患者が少なくない。したがって，特に若年患者においては臨床検査のみによる早期の確定診断はしばしば困難である。また，単一病変を発症したすべての患者に対して本症を疑った検索を行うことも，非効率的であり患者に不要な負担を強いることになる。本症の原因遺伝子である*MEN1*遺伝子解析を，適応を考慮しつつ実施することにより，診断の精度と効率の向上が期待できる。

　本症の患者の子は50％の確率で本症を受け継ぐとともに，患者の同胞も本症に罹患している可能性を考える必要がある。一人の患者の適切な診断は，患者本人の適切な治療につながるだけでなく，まだ症状を呈していない，あるいは症状を呈していても本症と診断されていない血縁者の早期診断，早期治療につながる。ただし，これは健康の問題を感じていない血縁者が突如，将来の健康障害の可能性に直面することでもあり，遺伝カウンセリングを含めた慎重かつ丁寧な対応が必須である。

1. 疫 学

CQ 1　MEN1 の頻度は？

推 奨

▶ おおよそ 3 万人に 1 人程度と推定される（グレード C1）。

▶ 多くの患者が診断されていない可能性が高い（グレード C1）。

解 説

　MEN1 の患者数や罹病率を正確に把握することは難しい。その最大の理由は診断に至っていない患者が数多く存在すると予想されることである。正確な罹病率の推定には特定の地域での網羅的な患者登録が最も望ましいが，疫学的解析に耐え得る形での登録はこれまでに確立されていない。これに代わる方法として，原発性副甲状腺機能亢進症や下垂体腫瘍など，MEN1 関連病変の患者に占める MEN1 患者の割合から罹病率を推定した研究が数多く報告されている。これらを総合して，MEN1 の頻度はおおよそ 1/3 万人程度と推定されている[1]。

　Wilkinson らはオーストラリアのタスマニア島における罹病率を 10 万人あたり 23 人と報告している[2]。人口の総数も移動も少ない集団での調査であり，この数字は信頼性が高い。ただし，タスマニア島の MEN1 患者は，英国から移民してきた一人の罹患者を創始者とする特殊な条件下にあり，世界の他地域に直接当てはめることには慎重を要する。

　日本人における MEN1 の頻度については 1980～90 年代にいくつかの報告がなされたが，これらの調査で把握できた症例は 100 例程度と多くなかった。Katai らは長野県内に多数の MEN1 患者を把握していたことから，日本人で MEN1 患者が少ないのは人種差によるものではなく，実際には多くの患者が診断に至っていないためである可能性を指摘した[3]。これについては地域的な特性による創始者効果の可能性も考えられたが，その後の *MEN1* 遺伝子解析の結果，MEN1 がとりわけ日本人（あるいはアジア人）に低頻度な疾患ではないことが明らかにされた[4]。信州大学で把握している長野県在住の患者と長野県の人口から計算される罹病率はおおよそ 1/3.7 万人となる。この数字は海外からの報告とほぼ同じであり，これを仮にそのまま日本の人口に当てはめれば，日本国内には約 3,000 人の患者がいる計算となる。

　2008 年に設立された MEN コンソーシアムが国内の MEN 診療に関する情報を収集・蓄積しているが，2012 年 12 月の時点で，約 600 例の MEN1 症例が報告されている[5]。

■ 文　献

1) Marini F, Falchetti A, Del Monte F, et al. Multiple endocrine neoplasia type 1. Orphanet J Rare Dis 2006; 1: 38.
2) Wilkinson S, Young M, Shepherd JJ. The prevalence of MEN-1 in Tasmania. Aust N Z J Surg 1996; 66: 141-143.
3) Katai M, Sakurai A, Itakura Y, et al. Multiple endocrine neoplasia type 1 is not rare in Japan. Endocr J 1997; 44: 841-845.
4) Sakurai A, Shirahama S, Fujimori M, et al. Novel *MEN1* gene mutations in familial multiple endocrine neoplasia type 1. J Hum Genet 1998; 43: 199-201.
5) Sakurai A, Suzuki S, Kosugi S, et al. Multiple endocrine neoplasia type 1 in Japan：Establishment and analysis of a multicentre database. Clin Endocrinol (Oxf) 2012; 76: 533-539.

CQ 2 MEN1における各病変の罹病率は？

推奨

▶ 副甲状腺，下垂体，膵・消化管神経腫瘍の罹病率はそれぞれ90％以上，約50％，約60％である（グレードB）。

解説

MEN1に認められる3大病変〔原発性副甲状腺機能亢進症，下垂体腺腫，膵・消化管神経内分泌腫瘍（gastroenteropancreatic neuroendocrine tumor；GEPNET）〕の罹病率は人種や調査によらず，おおよそ90％以上，30～60％，50～70％と報告されている[1)2)]。日本人患者の登録データによる解析では，それぞれの頻度は94.4％，49.6％，58.6％であり，欧米の報告と差がない[3)]。原発性副甲状腺機能亢進症は最も罹病率が高く，症例の約40～70％は原発性副甲状腺機能亢進症が初発病変である[4)5)]とともに，ほぼ全例が40歳までに発症する。下垂体の機能性腫瘍としてはプロラクチン（prolactin；PRL）産生腫瘍が最も多く下垂体腫瘍全体の40～60％を占め[6)7)]，次いで成長ホルモン（growth hormone；GH）産生腫瘍が多い。非機能性腫瘍も下垂体腫瘍全体の20～40％を占める。この比率は非遺伝性下垂体腫瘍における比率と大きな違いはなく，腫瘍の種類はMEN1であるか否かの鑑別の参考にはならないが，MEN1では比較的PRL/GH共分泌腫瘍が多いといわれている（表1）。

表1 日本人患者における機能別下垂体腫瘍の比率

	MEN1（％）[3)]	全症例*（％）[8)]
非機能性腫瘍	28.2	46
PRL産生腫瘍	36.5	25
GH産生腫瘍	12.9	22
PRL＋GH産生腫瘍	3.4	―
ACTH産生腫瘍	3.8	6
TSH産生腫瘍	0.4	―
その他，不明	14.8	2

ACTH：副腎皮質刺激ホルモン（adenocorticotropic hormone）
TSH：甲状腺刺激ホルモン（thyroid stimulating hormone）
*脳神経外科の統計であるため，手術治療を行わないPRL産生腫瘍が実際より少なく推計されている可能性がある。全下垂体腫瘍患者に占めるMEN1患者の割合は1％程度と推定される。

GEPNETは，画像診断技術の向上により腫瘍径が数ミリメートルの小さな非機能性腫瘍も検出できるようになったため，その罹病率は以前に比べ高くなる傾向にある。切除標本や剖検による検索によれば，40歳以上のMEN1患者ではほぼ100％にGEPNETを認めるとも報告されている。機能性腫瘍の割合は報告によって差が大きいが，海外の報告ではガストリノーマ（30～50％），インスリノーマ（10％）が多く，それ以外の機能

性腫瘍は少ない[1,2,9]。前述の日本人のデータでは，GEPNETを有する患者のうち29%が非機能性腫瘍のみを発症していた[3]。またインスリノーマは22%に認めた。わが国におけるGEPNETに関する大規模疫学調査の結果（全体の10%はMEN1患者である）と比較すると，相対的にガストリノーマが多いが（表2），海外のMEN1患者との比較ではガストリノーマはむしろ低頻度であった。MEN1における非機能性腫瘍の比率も全国調査の結果に比べて低いが，これは非機能性腫瘍のみを発症した患者だけが分類されていることが関係していると考えられる。患者の約30%はGEPNETが初発病変となる。

表2　日本人患者における機能別GEPNETの比率

	MEN1 (%)[3]	全症例*(%)[10]
非機能性腫瘍	29.0	47.4
ガストリノーマ	29.0	7.9
インスリノーマ	22.0	38.2
グルカゴノーマ	6.1	2.6
ソマトスタチノーマ	1.0	0.7
VIP産生腫瘍	1.0	0
その他，不明	11.9	3.3

*全患者のうち10%はMEN1を合併している。

その他の病変としては副腎皮質腫瘍を約20%，胸腺・気管支神経内分泌腫瘍を5～10%に認める[1-3]。皮膚腫瘍については人種差があるようで，白人では顔面血管線維腫が高頻度（80%）でかつ多発するのに対し，日本人では発症率も低く（40%），単発もしくは少数にとどまることが多い[11,12]。

■ 文　献

1) Thakker RV, Newey PJ, Walls GV, et al. Clinical practice guidelines for multiple endocrine neoplasia type 1 (MEN1). J Clin Endocrinol Metab 2012; 97: 2990-3011.
2) Goudet P, Murat A, Binquet C, et al. Risk factors and causes of death in MEN1 disease. A GTE (Groupe d'Etude des Tumeurs Endocrines) cohort study among 758 patients. World J Surg 2010; 34: 249-255.
3) Sakurai A, Suzuki S, Kosugi S, et al. Multiple endocrine neoplasia type 1 in Japan: Establishment and analysis of a multicentre database. Clin Endocrinol (Oxf) 2012; 76: 533-539.
4) Pieterman CR, Vriens MR, Dreijerink KM, et al. Care for patients with multiple endocrine neoplasia type 1: the current evidence base. Fam Cancer 2011; 10: 157-171.
5) Schaaf L, Pickel J, Zinner K, et al. Developing effective screening strategies in multiple endocrine neoplasia type 1 (MEN 1) on the basis of clinical and sequencing data of German patients with MEN 1. Exp Clin Endocrinol Diabetes 2007; 115: 509-517.
6) Vergès B, Boureille F, Goudet P, et al. Pituitary disease in MEN type 1 (MEN1): data from the France-Belgium MEN1 multicenter study. J Clin Endocrinol Metab 2002; 87: 457-465.
7) Trouillas J, Labat-Moleur F, Sturm N, et al. Pituitary tumors and hyperplasia in multiple endocrine neoplasia type 1 syndrome (MEN1): a case-control study in a series of 77 patients versus 2509 non-MEN1 patients. Am J Surg Pathol 2008; 32: 534-543.
8) The committee of Brain Tumor Registry of Japan: Report of Brain Tumor Registry of Japan (1984-2000). 12th Ed. Neurologia medico-chirurgica 49 (suppl), 2009.

9) Machens A, Schaaf L, Karges W, et al. Age-related penetrance of endocrine tumours in multiple endocrine neoplasia type 1 (MEN1): a multicentre study of 258 gene carriers. Clin Endocrinol (Oxf) 2007; 67: 613-622.
10) Ito T, Sasano H, Tanaka M, et al. Epidemiological study of gastroenteropancreatic neuroendocrine tumors in Japan. J Gastroenterol 2010; 45: 234-243.
11) Darling TN, Skarulis MC, Steinberg SM, et al. Multiple facial angiofibromas and collagenomas in patients with multiple endocrine neoplasia type 1. Arch Dermatol 1997; 133: 853-857.
12) Sakurai A, Matsumoto K, Ikeo Y, et al. Frequency of facial angiofibromas in Japanese patients with multiple endocrine neoplasia type 1. Endocr J 2000; 47: 569-573.

CQ3 個々の関連病変に占める MEN1 の頻度は？

推奨

▶ 原発性副甲状腺機能亢進症に占める MEN1 の割合はおおよそ 2〜5％である（グレード B）。

▶ 下垂体腫瘍に占める MEN1 の割合は 3％以下である（グレード B）。

▶ 膵内分泌腫瘍に占める MEN1 の割合は 10％である。ガストリノーマやインスリノーマではその比率はより高い（グレード B）。

解説

　原発性副甲状腺機能亢進症患者に占める MEN1 患者の割合はおおよそ 2〜5％と推定されている。Kihara らは日本の単一施設の原発性副甲状腺機能亢進症患者のうち，発症時年齢や家族歴などから MEN1 が積極的に疑われる患者を抽出して遺伝子解析を行い，最終的に全 466 例中 16 例（3.4％）に変異を同定している[1]。MEN1 では散発例に比べて平均発症時年齢が約 30 年早いため，若年発症例では MEN1 である確率がより高くなる[2,3]。

　下垂体腫瘍患者に占める MEN1 患者の比率はおおよそ 3％以下と推定されている[4,5]。Corbetta らは下垂体腫瘍患者の血清カルシウム，無機リン，副甲状腺ホルモンを測定し，4.8％の患者に原発性副甲状腺機能亢進症を認め，特にプロラクチン（PRL）産生腫瘍を有する患者ではその比率は 14.3％に達すると報告している[5]。ただしこの結果は，MEN1 の下垂体腫瘍の中で PRL 産生腫瘍が最も多いことを考えても不自然に高く，症例数が少ないために，実際よりも高い値となった可能性がある。

　Ito らは日本国内での膵内分泌腫瘍について実態調査を行い，3,000 例近い多数の患者についてその臨床的特徴を解析しているが，症例の 10％に MEN1 の合併を認めている。腫瘍の産生ホルモン別では，ガストリノーマの 25％，インスリノーマの 14％，非機能性腫瘍の 6.1％に MEN1 を合併していた[6]。

　MEN1 の 20〜30％に副腎皮質腫瘍が認められるが，その大多数は非機能性である。非機能性副腎偶発腫は画像検査技術の進歩に伴って一般集団の 2〜3％に発見されることから，副腎偶発腫のうちに占める MEN1 患者の比率は低いと考えられる。

文献

1) Kihara M, Miyauchi A, Ito Y, et al. *MEN1* gene analysis in patients with primary hyperparathyroidism: 10-year experience of a single institution for thyroid and parathyroid care in Japan. Endocr J 2009; 56: 649-656.
2) Thakker RV, Newey PJ, Walls GV, et al. Clinical practice guidelines for multiple endocrine neoplasia type 1（MEN1）. J Clin Endocrinol Metab 2012; 97: 2990-3011.
3) Machens A, Schaaf L, Karges W, et al. Age-related penetrance of endocrine tumours in multiple

endocrine neoplasia type 1 (MEN1): a multicentre study of 258 gene carriers. Clin Endocrinol (Oxf) 2007; 67: 613-622.
4) Scheithauer BW, Laws ER Jr, Kovacs K, et al. Pituitary adnomas of the multiple endocrine neoplasia type I syndrome. Semin Diagn Pathol 1987; 4: 205-211.
5) Corbetta S, Pizzocaro A, Peracchi M, et al. Multiple endocrine neoplasia type 1 in patients with recognized pituitary tumours of different types. Clin Endocrinol 1997; 47: 507-512.
6) Ito T, Sasano H, Tanaka M, et al. Epidemiological study of gastroenteropancreatic neuro-endocrine tumors in Japan. J Gastroenterol 2010; 45: 234-243.

2. 診　断

a. 副甲状腺機能亢進症

CQ4 MEN1 における原発性副甲状腺機能亢進症の発症時期と臨床症状，診断契機は？

推奨

▶ 散発例と比較し，有意に若年で発症する（グレード B）。

▶ 臨床症状は散発例と違いはなく半数は無症候性である（グレード C1）。

▶ 若年発症，多腺病変，再発および家族歴の存在は，MEN1 を疑う重要な所見である（グレード B）。

解説

　MEN1 の原発性副甲状腺機能亢進症は散発例と比較して有意に若年で発症し，発症時平均年齢は約 30 年早い。初発病変であることが多いため，若年発症は MEN1 を疑う重要な所見である[1)～7)]。しかし，発端者の平均診断時年齢は 40 歳代であり[6)]，多くの例は発症から診断までに時間を要している。年齢のみを根拠に MEN1 であるかどうかを絞り込むことは困難である。

　同様に臨床症状も散発例と違いがない。半数は無症候性であり，臨床症状による MEN1 と散発例の区別は不可能である。MEN コンソーシアムに登録された日本人 MEN1 患者 536 人の解析データによれば，診断契機となった臨床症状は消化性潰瘍が 23.0％，尿路結石が 19.2％である[6)]。一見散発性と考えられる原発性副甲状腺機能亢進症の中で，若年発症以外に MEN1 を疑うべき所見として，血縁者の病歴（頸部手術歴，腎結石，脳腫瘍，胃潰瘍，膵腫瘍など）の重要性を定量的に示した報告がある[2)]（☞CQ20 参照）。家族歴聴取の際には，MEN1 を構成する直接的な疾患名（下垂体腫瘍やインスリノーマなど）ではなく，血縁者が MEN1 と診断されていないことや血縁者の認識が不正確である可能性を念頭において，脳腫瘍や膵腫瘍など，より一般的な診断名に注目することが重要である。

■ 文 献

1) Igaz P. MEN1 clinical background. SuperMEN1: pituitary, parathyroid and pancreas. Adv Exp Med Biol 2009; 668: 1-15.
2) Yip L, Ogilvie JB, Challinor SM, et al. Identification of multiple endocrine neoplasia type 1 in

patients with apparent sporadic primary hyperparathyroidism. Surgery 2008; 144: 1002-1006.
3) Piecha G, Chudek J, Wiscek A. Multiple endocrine neoplasia type 1. European J of Internal Med 2008; 19: 99-103.
4) Eller-Vainicher C, Chiodini I, Battista C, et al. Sporadic and MEN1-related primary hyperparathyroidism: differences in clinical expression and severity. J Bone Miner Res 2009; 24: 1404-1410.
5) 鈴木眞一. 多発性内分泌腺腫症1型. 家族性腫瘍 2007; 7: 86-91.
6) Sakurai A, Suzuki S, Kosugi S, et al. Multiple endocrine neoplasia type 1 in Japan: Establishment and analysis of a multicentre database. Clin Endocrinol (Oxf) 2012; 76: 533-539.
7) Waldmann J, Fendrich V, Habbe N, et al. Screening of patients with multiple endocrine neoplasia type 1 (MEN-1): a critical analysis of its value. World J Surg 2009; 33: 1208-1218.

CQ 5　MEN1における原発性副甲状腺機能亢進症の診断で推奨される検査は？

推奨

▶ 同時採血にて補正した総血清カルシウムの高値に加え，血中インタクト PTH の高値を確認する（グレード A）。

▶ カルシウム・クレアチニンクリアランス比 > 0.01 を確認し，家族性低カルシウム尿性高カルシウム血症を除外する（グレード B）。

▶ 副甲状腺腫瘍の局在診断には，頸部超音波検査および ^{99m}Tc-MIBI シンチグラフィが最も有用である（グレード A）。

▶ 頸部〜胸部 CT・MRI 検査は，^{99m}Tc-MIBI シンチグラフィで検出できた頸部の副甲状腺病変の確認のみならず，縦隔内病変の検出に有用である（グレード B）。

解説

　MEN1 患者における原発性副甲状腺機能亢進症の診断は，非 MEN1 患者の場合に準じて行う。まず，スクリーニングに際しては，血清アルブミン値で補正した総血清カルシウムで高カルシウム血症を診断するとともに，同時採血で血中 PTH 値の上昇を確認する[1]。その際，問診でビタミン D 中毒症，ビタミン A 中毒症，サイアザイド系利尿薬服用，絶対安静等による急性不用性骨萎縮などを除外しておく必要がある。血中 PTH については，インタクト PTH 値を測定するのが望ましい[2]。血清リン低値も診断の一助となる。原発性副甲状腺機能亢進症の症例の多くは高カルシウム血症を呈するが，正カルシウム血症の場合もあり得るので留意する必要がある[2]。このような例は，カルシウム値が正常高値もしくは正常上限を示し，かつ PTH が正常上限もしくは軽度高値を示す場合が多い。血中 PTH 値上昇を伴う高カルシウム血症を認めれば，カルシウム・クレアチニンクリアランス比［尿中カルシウム濃度（mg/dL）×血清クレアチニン濃度（mg/dL）/血清カルシウム濃度（mg/dL）×尿中クレアチニン（mg/dL）］> 0.01 であることを確認し，家族性低カルシウム尿性高カルシウム血症を除外する[3]。以上のプロセスを経て原発性副甲状腺機能亢進症を診断する。次に，副甲状腺腫瘍の局在診断を行うが，頸部超音波検査および ^{99m}Tc-sestamibi（MIBI）シンチグラフィが最も有用とされている[4,5]。前者は放射線科医や外科医などの熟練者による施行が好ましい[4]。頸部〜胸部 CT・MRI 検査は，^{99m}Tc-MIBI シンチグラフィで検出できた頸部の副甲状腺病変の確認のみならず，縦隔内病変の検出にも有用である[4]。

■ 文献

1) Piecha G, Chudek J, Więcek A. Primary hyperparathyroidism in patients with multiple endocrine neoplasia type 1. Int J Endocrinol 2010; 2010: 928383.
2) Eastell R, Arnold A, Brandi ML, et al. Diagnosis of asymptomatic primary hyperparathyroidism: proceedings of the third international workshop. J Clin Endocrinol Metab 2009; 94: 340-350.
3) Davies M, Fraser WD, Hosking DJ. The management of primary hyperparathyroidism. Clin

Endocrinol (Oxf) 2002; 57: 145-155.
4) Mihai R, Simon D, Hellman P. Imaging for primary hyperparathyroidism—an evidence-based analysis. Langenbecks Arch Surg 2009; 394: 765-784.
5) Cheung K, Wang TS, Farrokhyar F, et al. A meta-analysis of preoperative localization techniques for patients with primary hyperparathyroidism. Ann Surg Oncol 2011; 103: 577-583.

CQ6 MEN1における原発性副甲状腺機能亢進症の自然歴は？

推奨

▶ 生涯発症率はほぼ100％である（グレードA）。

▶ 明らかな高カルシウム血症/高PTH血症を呈さず，不適切PTH分泌にとどまる例も多い（グレードB）。

▶ 早期から骨密度低下が顕著に現れやすい（グレードB）。

解説

　MEN1ではほぼ100％の患者が50歳までに原発性副甲状腺機能亢進症を発症し[1〜3]，患者の40％では初発病変である[4]。発端者における平均診断時年齢は40歳代であるが[3]，血縁者では定期スクリーニングによってより早い診断が可能である。MEN1変異陽性者の約50％は20歳代で生化学的に原発性副甲状腺機能亢進症を呈する[5]。これは散発例の平均発症時年齢と比較して約30年早い[6]。8歳以前の発症は国内外を問わずこれまでに報告されていない。MEN1患者の副甲状腺ホルモン（PTH）およびカルシウムの血中濃度は年齢依存性に上昇するが，両者は相関しない[7,8]。また，手術時年齢と副甲状腺総重量にも相関は認めない[9]。50歳未満のMEN1患者の37.5％ではPTHは基準範囲内にとどまる（散発例では5.7％）ため[7]，軽度の機能亢進（不適切PTH分泌状態）を呈する症例を見逃さないよう，診断には慎重を要する。

　MEN1の原発性副甲状腺機能亢進症では，おそらく若年からの長期の高PTH状態を反映して，骨密度低下が高頻度かつ早期に認められ，30歳代で33〜44％の患者が−2SD以上の骨密度低下をきたす[10,11]。尿路結石も高率で，フランスのグループは68％に尿路結石を認めたと報告している[12]。日本人のデータではMEN1患者の19.2％で，診断前に尿路結石の既往がある[3]。

文献

1) Thakker RV, Newey PJ, Walls GV, et al. Clinical practice guidelines for multiple endocrine neoplasia type 1（MEN1）. J Clin Endocrinol Metab 2012；97：2990-3011.
2) Marx SJ, Stratakis CA. Multiple endocrine neoplasia—introduction. J Intern Med 2005；257：2-5.
3) Sakurai A, Suzuki S, Kosugi S, et al. Multiple endocrine neoplasia type 1 in Japan：Establishment and analysis of a multicentre database. Clin Endocrinol（Oxf）2012；76：533-539.
4) Schaaf L, Pickel J, Zinner K, et al. Developing effective screening strategies in multiple endocrine neoplasia type 1（MEN 1）on the basis of clinical and sequencing data of German patients with MEN 1. Exp Clin Endocrinol Diabetes 2007；115：509-517.
5) Marx S, Spiegel AM, Skarulis MC, et al. Multiple endocrine neoplasia type 1：clinical and genetic topics. Ann Intern Med 1998；129：484-494.
6) Eastell R, Arnold A, Brandi ML, et al. Diagnosis of asymptomatic primary hyperparathyroidism：

proceedings of the Third International Workshop. J Clin Endocrinol Metab 2009; 94: 340-350.
7) Eller-Vainicher C, Chiodini I, Battista C, et al. Sporadic and MEN1-related primary hyperparathyroidism: differences in clinical expression and severity. J Bone Miner Res 2009; 24: 1404-1410.
8) Katai M, Sakurai A, Ikeo Y, et al. Primary hyperparathyroidism in patients with multiple endocrine neoplasia type 1: comparison with sporadic parathyroid adenomas. Horm Metab Res 2001; 33: 499-503.
9) Doherty GM, Lairmore TC, DeBenedetti MK. Multiple endocrine neoplasia type 1 parathyroid adenoma development over time. World J Surg 2004; 28: 1139-1142.
10) Burgess JR, David R, Greenaway TM, et al. Osteoporosis in multiple endocrine neoplasia type 1: severity, clinical significance, relationship to primary hyperparathyroidism, and response to parathyroidectomy. Surgery 1999; 134: 1119-1123.
11) Lourenço DM Jr, Coutinho FL, Toledo RA, et al. Early-onset, progressive, frequent, extensive, and severe bone mineral and renal complications in multiple endocrine neoplasia type 1-associated primary hyperparathyroidism. J Bone Miner Res 2010; 25: 2382-2391.
12) Christopoulos C, Antoniou N, Thempeyioti A, et al. Familial multiple endocrine neoplasia type I: the urologist is first on the scene. BJU Int 2005; 96: 885-887.

CQ7 MEN1を積極的に疑う原発性副甲状腺機能亢進症は？

推奨

▶ 若年発症，副甲状腺の多発腫大，原発性副甲状腺機能亢進症の再発，MEN1関連腫瘍の既往歴および家族歴（グレードB）。

解説

MEN1では95～100％に原発性副甲状腺機能亢進症を認め，かつ初発病変であることが多いので，本症を契機にMEN1が診断されることが多い[1)2)]。原発性副甲状腺機能亢進症の治療法は手術療法であるが，遺伝性か散発性かにより手術術式が異なることやMEN1関連腫瘍が予後を大きく左右し得ることから，術前の鑑別は非常に重要である。

MEN1の随伴疾患や家族歴がある場合は臨床的にMEN1の診断が可能であるが，それらがなければ（随伴疾患がまだ発症していなかったり，すべての家族歴が詳しく調査されていない場合を含む）実際はMEN1であっても診断は容易ではないため，現在，遺伝学的検査が最も確実な診断法となる[1)3)～7)]。しかし，原発性副甲状腺機能亢進症例の中でMEN1関連によるものは数％であり，費用と時間のかかる遺伝学的検査を全症例に行うことは妥当ではない。欧米のガイドライン[1)]では，2つ以上のMEN1関連腫瘍や多発性副甲状腺腫，30歳以下での発症，家族歴などがあれば遺伝学的検査の適応としている。遺伝学的検査を行った日本人のデータでは，30歳以下の発症，副甲状腺多発腺腫大，1つ以上のMEN1関連腫瘍の存在，家族歴がある場合に，*MEN1*遺伝子変異がみられたのはそれぞれ33％，58％，50％，100％であった[3)]。欧米からの他の報告もほぼ同様である[4)～7)]。これらは原発性副甲状腺機能亢進症患者全体におけるMEN1の頻度からすると極めて高率であり，効率的にMEN1症例を検出する指標になり得る。

■ 文献

1) Brandi ML, Gagel RF, Angeli A, et al. Guidelines for diagnosis and therapy of MEN type 1 and type 2. J Clin Endocrinol Metab 2001; 86: 5658-5671.
2) Trump D, Farren B, Wooding C, et al. Clinical studies of multiple endocrine neoplasia type 1 (MEN1). QJM 1996; 89: 653-669.
3) Kihara M, Miyauchi A, Ito Y, et al. MEN1 gene analysis in patients with primary hyperparathyroidism: 10-year experience of a single institution for thyroid and parathyroid care in Japan. Endocr J 2009; 56: 649-656.
4) Uchino S, Noguchi S, Sato M, et al. Screening of the MEN1 gene and discovery of germ-line and somatic mutations in apparently sporadic parathyroid tumors. Cancer Res 2000; 60: 5553-5557.
5) Ellard S, Hattersley AT, Brewer CM, et al. Detection of an MEN1 gene mutation depends on clinical features and supports current referral criteria for diagnostic molecular genetic testing. Clin Endocrinol 2005; 62: 169-175.
6) Tham E, Grandell U, Lindgren E, et al. Clinical testing for mutations in the MEN1 gene in Sweden: a report on 200 unrelated cases. J Clin Endocrinol Metab 2007; 92: 3389-3395.
7) Yip L, Ogilvie JB, Challinor SM, et al. Identification of multiple endocrine neoplasia type 1 in patients with apparent sporadic primary hyperparathyroidism. Surgery 2008; 144: 1002-1006.

b. 膵・消化管神経内分泌腫瘍

CQ 8 MEN1における膵・消化管神経内分泌腫瘍の臨床症状と診断時期は？

推奨

▶ 機能性腫瘍ではホルモン関連の症状を呈する（グレード C1）。

▶ 非機能性腫瘍では症状を呈さないことが多い（グレード C1）。

▶ 病理レベルでは40歳以上のMEN1患者のほぼ100％に膵・消化管神経内分泌腫瘍を認める（グレード C1）。

解説

MEN1に関連する機能性膵・消化管神経内分泌腫瘍（機能性GEPNET）では，臨床症状の頻度や程度と腫瘍径の相関はみられない。臨床症状をまとめた表1を下記に示す。

表1　機能性のGEPNETと主な臨床症状

機能性腫瘍	臨床症状
ガストリノーマ	消化性潰瘍，下痢，Zollinger-Ellison症候群
インスリノーマ	低血糖発作，精神症状（低血糖による）
グルカゴノーマ	糖尿病症状，下痢，舌炎，皮疹
ソマトスタチノーマ	耐糖能異常，胆石
VIP産生腫瘍	水様性下痢，低K血症，胃無 or 低酸症

MEN1に関連する機能性GEPNETで最も多いのはガストリノーマであり，非遺伝性ガストリノーマが膵に発生するのに対して，MEN1患者では十二指腸粘膜下に小腫瘍として発生し，患者の半数では初診時にすでに多発している[1)2)]。ガストリノーマではガストリン産生により消化性潰瘍や食道炎，胸焼け，体重減少，下痢を呈する。インスリノーマは低血糖発作で発見されるが，精神疾患やてんかんと誤診されている場合もある[3)]。また，原発性副甲状腺機能亢進症を合併している場合は，高カルシウム血症のためにガストリノーマやインスリノーマからのホルモン分泌が亢進している。したがって，過剰に分泌されたホルモンによる臨床症状が増悪する[4)5)]。

非機能性腫瘍は一般に無症状で，腫瘍が成長し周辺臓器への圧迫・浸潤などによる痛み，胆管閉塞による閉塞性黄疸でみつかることもあるが，多くはMEN1の精査あるいは他の目的での画像検査で偶然発見されることが多い。

その他の機能性腫瘍でも過剰に産生されたホルモンによる臨床症状を呈する。グルカ

ゴノーマでは耐糖能異常，体重減少，下痢などの症状が特徴的である。ソマトスタチノーマは耐糖能異常，低酸血症，胆石，脂肪便，下痢などの症状を認める。vasoactive intestinal polypeptide 産生腫瘍（VIP 産生腫瘍）は水様性下痢，低カリウム血症，胃無または低酸症が特徴的な症状でさらに体重減少，皮膚紅潮，高カルシウム血症などがみられることもある。pancreatic polypeptide 産生腫瘍（PP 産生腫瘍）では PP 産生亢進による明確な臨床症状はなく，無症候性である[6]。

　MEN1 の診断時に膵腫瘍は38%に認められ，50歳時の罹患率は74%であった[4]。切除標本や剖検による検索によれば，40歳以上ではほぼ100%に GEPNET を認めるとの報告もある[3]。日本人のデータでは，診断時の平均年齢はインスリノーマ35歳，ガストリノーマ51歳，非機能性腫瘍45歳であった[7]。

■ 文 献

1) 今村正之．NET 臨床の変遷：局在診断法の進歩と病態解明．医のあゆみ 2008; 224: 753-756.
2) Imamura M, Kanda M, Takahashi K, et al. Clinicopathological characteristics of duodenal microgastrinomas. World J Surg 1992; 16: 703-709.
3) 櫻井晃洋．MEN1 型の診断と治療．肝・胆・膵 2011; 63: 285-291.
4) 鈴木眞一．Multiple endocrine neoplasia type1（MEN1）：診断・治療から遺伝子カウンセリングまで．内分泌外科 2008; 25: 81-88.
5) Jensen RT. Management of the Zollinger-Ellison syndrome in patients with multiple endocrine neoplasia type 1. J Intern Med 1998; 243: 477-488.
6) 松林宏行，福冨晃，朴成和，他．【神経内分泌腫瘍に対する治療戦略】膵内分泌腫瘍の診断と治療．癌と化療 2009; 36: 1611-1618.
7) Sakurai A, Yamazaki M, Suzuki S, et al. Clinical features of insulinoma in patients with multiple endocrine neoplasia type 1: analysis of the database of the MEN Corsortium of Japan. Endocr J 2012; 59: 859-866.

CQ 9 MEN1における膵・消化管神経内分泌腫瘍の診断で推奨される検査は？

推奨

▶ MEN1 の膵・消化管神経内分泌腫瘍は多発性の小腫瘍が多いため，CT，MRI で検出できないことが腫瘍の否定とはならない（グレード C1）。

▶ 超音波内視鏡検査の有用性が高い（グレード B）。

▶ 機能性膵・消化管神経内分泌腫瘍の局在診断には SASI（SACI）試験が必須な検査法として推奨される（グレード B）。

▶ 原発性副甲状腺機能亢進症存在時のガストリノーマやインスリノーマの診断には慎重を要する（グレード C1）。

解説

　MEN1 の膵・消化管神経内分泌腫瘍（GEPNET）の特徴は，①多発性，②小病変，③肝転移の頻度が散発例に比べて高い点である[1)2)]。MEN1 で最も頻度の高い機能性 GEPNET はガストリノーマであるが，多くは十二指腸粘膜下に画像では捉えにくい小腫瘍として発生し，その約半数が初診時に多発している[3)4)]。ただし MEN1 のガストリノーマでも膵内にも腫瘍が散在性に発生することがある[5)]。散発例のインスリノーマは 90％が単発性であるが，MEN1 では多発例が多いのが特徴である。したがって術前の CT，MRI 等で検出できない多発性の小病変もあり，そうした小病変の検出には超音波内視鏡検査が有用である。

　肝転移の局在には術前の CT，MRI および超音波検査だけでなく，術中の超音波検査が有用であり，術前に検出できなかった小病変が検出される機会も少なくない。

　MEN1 では機能性腫瘍と非機能性腫瘍が混在している場合も多く，術式選択にはどの腫瘍が機能を有しているのか明確にする必要がある。機能性 GEPNET の局在診断には感度および特異度が高い selective arterial secretagogue（calcium）injection（SASI or SACI）test が優れている[2)〜4)6)7)]。ただし，MEN1 で罹患率が高い原発性副甲状腺機能亢進症の存在時には，高カルシウム血症によってガストリンやインスリンの分泌が亢進しており，診断を難しくするので注意を要する[1)8)]。

■ 文　献

1) 櫻井晃洋．MEN1 型の診断と治療．肝・胆・膵 2011；63：285-291．
2) Imamura M, Komoto I, Ota S, et al. Biochemically curative surgery for gastrinoma in multiple endocrine neoplasia type 1 patient. World J Gastroenterol 2011；17：1343-1353．
3) 今村正之．NET 臨床の変遷：局在診断法の進歩と病態解明．医のあゆみ 2008；224：753-756．
4) Imamura M, Kanda M, Takahashi K, et al. Clinicopathological characteristics of duodenal microgastrinomas. World J Surg 1992；16：703-709．
5) Gibril F, Venzon DJ, Ojeaburu JV, et al. Prospective study of the natural history of gastrinoma

in patients with MEN1: definition of an aggressive and a nonaggressive form. J Clin Endocrinol Metab 2001; 86: 5282-5293.
6) Imamura M, Takahashi K, Adachi H, et al. Usefulness of selective arterial secretin injection test for localization of gastrinoma in the Zollinger-Ellison syndrome. Ann Surg 1987; 205: 230-239.
7) Imamura M, Takahashi K, Isobe Y, et al. Curative resection of multiple gastrinoma aided by selective arterial injection test and intraoperative secretin test. Ann Surg 1989; 210: 710-718.
8) Jensen RT. Management of the Zollinger-Ellison syndrome in patients with multiple endocrine neoplasia type 1. J Intern Med 1998; 243: 477-488.

Column 1　測定可能な関連ホルモンについて

　インスリノーマでは空腹時の血中インスリン値と血糖値の同時測定が必要である．臨床診断には現在も絶食試験が最も有用である．ガストリノーマでは血中ガストリン値の測定が有用であるが，その際，萎縮性胃炎（無酸症）や薬剤（抗潰瘍薬）の影響を考慮する必要がある．グルカゴノーマでは血中グルカゴン値の測定が行われるが，現在は研究用としてのみ測定値が提供されており，基準値も設定されていないため，臨床的有用性には限界がある．

　クロモグラニン A は膵神経内分泌腫瘍から産生されるタンパクであり，スクリーニング検査として測定が有用である．膵ポリペプチド（PP）もまた MEN1 の膵神経内分泌腫瘍で空腹時に上昇を認め，腫瘍摘出で低下することから腫瘍マーカーとして有用である．しかし PP 単独産生腫瘍は極めて稀である．また，わが国ではクロモグラニン A や PP の測定は保険収載されておらず，保険適用外での測定ということになる．

CQ 10 MEN1 における膵・消化管神経内分泌腫瘍の自然歴は？

推奨

▶ 径2～3cm の非機能性腫瘍では3～5年の経過観察でその約1/4に肝転移をきたす（グレード B）。

▶ ガストリノーマの保存的加療ではその約1/4に肝転移をきたす（グレード B）。

解説

　MEN1 における膵・消化管神経内分泌腫瘍（GEPNET）は散発性 GEPNET に比べて肝転移の頻度が高いことが特徴である[1]。MEN1 の非機能性 GEPNET は腫瘍径が2～3cm の場合3～5年間の経過観察で23％が肝転移をきたし，さらにその5％が死亡したと報告されている[2]。またガストリノーマの症例で保存的加療を行った群では，23～29％の症例に肝転移をきたしたと報告されている[3)～5)]。肝転移をきたすとその予後は5年以内とされる[6]。インスリノーマではその症状から外科的腫瘍摘出が行われるため，長期間経過観察された報告はない。しかし，術後再びインスリノーマを発症することも稀ではない[1]。MEN1 の GEPNET の死亡ハザード比はグルカゴノーマ，VIP 産生腫瘍またはソマトスタチノーマが4.29倍，非機能性膵・消化管神経内分泌腫瘍が3.43倍，ガストリノーマが1.89倍と高く，インスリノーマは生命予後には影響しない[7]。またリンパ節転移のみであれば生命予後には影響しない[7]。

文 献

1) 櫻井晃洋．MEN1 型の診断と治療．肝・胆・膵 2011; 63: 285-291.
2) Gibril F, Venzon DJ, Ojeaburu JH, et al. Prospective study of the natural history of gastrinoma in patients with MEN1: definition of an aggressive and a nonaggressive form. J Clin Endocrinol Metab 2001; 86: 5282-5293.
3) Fraker DL, Norton JA, Alexander HR, et al. Surgery in Zollinger-Ellison syndrome alters the natural history of gastrinoma. Ann Surg 1994; 220: 320-330.
4) Norton JA, Fraker DL, Alexander HR, et al. Surgery increases survival in patients with gastrinoma. Ann Surg 2006; 244: 410-419.
5) Bartsch DK, Fendrich V, Langer P, et al. Outcome of duodenopancreatic resections in patients with multiple endocrine neoplasia type 1. Ann Surg 2005; 242: 757-766.
6) 今村正之．NET 臨床の変遷：局在診断法の進歩と病態解明．医のあゆみ 2008; 224: 753-756.
7) Goudet P, Murat A, Binquet C, et al. Risk factors and causes of death in MEN1 disease. A GTE (Groupe d'Etude des Tumeurs Endocrines) cohort study among 758 patients. World J Surg 2010; 34: 249-255.

CQ 11 MEN1を積極的に疑う膵・消化管神経内分泌腫瘍は？

推奨

▶ 以下の条件を満たす膵・消化管神経内分泌腫瘍患者ではMEN1を念頭においた検索が推奨される。
- 多発性膵・消化管神経内分泌腫瘍（グレードB）
- 再発性膵・消化管神経内分泌腫瘍（グレードB）
- ガストリノーマ（年齢を問わない）（グレードB）
- 若年のインスリノーマ（グレードC1）
- 高カルシウム血症の合併（グレードB）
- MEN1関連腫瘍の合併（グレードB）
- MEN1関連腫瘍の家族歴（グレードB）

解説

　膵・消化管神経内分泌腫瘍（GEPNET）を有する患者のうち約10％はMEN1による[1〜3]。GEPNET患者全体の約80％は単発性腫瘍であるが[1]、一方でMEN1患者では単発性腫瘍は26％に過ぎず[4]、多発例ではMEN1を疑う必要がある。再発例は悪性病変の膵内再発と異時性新規発症を含むが、遠隔転移を伴わない場合は後者の可能性が高く、これはMEN1の可能性を示唆する。

　ガストリノーマの25％はMEN1によるものであり[1〜3]、ガストリノーマは単独でMEN1を疑う根拠となり得る。特にMEN1のガストリノーマは全例十二指腸に発生しており、十二指腸原発のガストリノーマでは特にMEN1を強く疑って検索を進める必要があるが、一方で一部の患者は膵にもガストリノーマを認める。また、MEN1患者におけるGEPNETの罹病率は約60％であるが、米国国立衛生研究所（National Institutes of Health；NIH）の報告では患者の40％はガストリノーマ関連症状で初発しており、かつ45％は原発性副甲状腺機能亢進症よりも先に出現している[5]。

　全GEPNETのうち20歳未満での発症は全体の1％程度を占めるに過ぎないのに対し[1]、わが国で最近集計されたMEN1のインスリノーマでは診断時年齢の記載のある54例中13例が20歳未満で診断されており[6]、若年発症のインスリノーマはそれ自体MEN1を強く示唆する。他の機能性腫瘍、非機能性腫瘍にはこうした顕著な若年発症傾向は認めない。

　臨床的にはMEN1家族歴が確認された場合、1病変の診断のみで臨床的にMEN1と診断する[7]。全MEN1患者のうち約75％は家族性で血縁者に罹患者が存在する[4,8]。

文献

1) Ito T, Sasano H, Tanaka M, et al. Epidemiological study of gastroenteropancreatic neuroendocrine tumors in Japan. J Gastroenterol 2010; 45: 234-243.
2) Oberg K, Eriksson B. Endocrine tumours of the pancreas. Best Pract Res Clin Gastroenterol 2005; 19: 753-781.
3) Plöckinger U, Rindi G, Arnold R, et al; European Neuroendocrine Tumour Society. Guidelines

for the diagnosis and treatment of neuroendocrine gastrointestinal tumours. A consensus statement on behalf of the European Neuroendocrine Tumour Society (ENETS). Neuroendocrinology 2004; 80: 394-424.
4) Sakurai A, Suzuki S, Kosugi S, et al. Multiple endocrine neoplasia type 1 in Japan: Establishment and analysis of a multicentre database. Clin Endocrinol (Oxf) 2012; 76: 533-539.
5) Gibril F, Schumann M, Pace A, et al. Multiple endocrine neoplasia type 1 and Zollinger-Ellison syndrome: a prospective study of 107 cases and comparison with 1009 cases from the literature. Medicine (Baltimore) 2004; 83: 43-83.
6) Sakurai A, Yamazaki M, Suzuki S, et al. Clinical features of insulinoma in patients with multiple endocrine neoplasia type 1: analysis of the database of the MEN Consortium of Japan. Endocr J 2012; 59: 859-866.
7) Thakker RV, Newey PJ, Walls GV, et al. Clinical practice guidelines for multiple endocrine neoplasia type 1 (MEN1). J Clin Endocrinol Metab 2012; 97: 2990-3011.
8) Goudet P, Murat A, Binquet C, et al. Risk factors and causes of death in MEN1 disease. A GTE (Groupe d'Etude des Tumeurs Endocrines) cohort study among 758 patients. World J Surg 2010; 34: 249-255.

c. 下垂体腫瘍

CQ 12 MEN1 における下垂体腫瘍の臨床症状と発症時期は？

推 奨

▶ プロラクチン産生腫瘍が最も高頻度である（グレード B）。

▶ 機能性腫瘍では，プロラクチン産生腫瘍に次いで成長ホルモン産生腫瘍が多い（グレード B）。

▶ プロラクチン産生腫瘍の平均発症時年齢は 30 歳代である（グレード B）。

▶ プロラクチン産生腫瘍の初発症状としては，無月経，不妊，乳汁分泌，インポテンツがある（グレード C1）。

解 説

　2001 年の海外のコンセンサスステートメントでは，40 歳の MEN1 患者における有病率は，プロラクチン（PRL）産生腫瘍 20％，成長ホルモン（GH）/PRL 同時産生腫瘍 5％，GH 産生腫瘍 5％，非機能性腫瘍 5％，副腎皮質刺激ホルモン（ACTH）産生腫瘍 2％と記載されている[1]。わが国の 560 名の MEN1 患者の情報を集積したデータベースでは，下垂体腫瘍の内訳は，PRL 産生腫瘍 36.5％，GH 産生腫瘍 12.9％，PRL/GH 同時産生腫瘍 3.4％と GH あるいは PRL を産生する腫瘍が 52.8％を占め，非機能性腫瘍 28.2％，ACTH 産生腫瘍 3.8％，甲状腺刺激ホルモン（TSH）産生腫瘍 0.4％であった[2]。非機能性腫瘍の割合は診断や検査法の国際的な違いのため，かなり差がみられる。微小腺腫が 58.3％，外科的治療が選択される下垂体腫瘍が 30.8％であることから，非機能性腫瘍は MRI を施行しないと診断が困難なことが多いと考えられる[2]。ACTH 産生腫瘍や TSH 産生腫瘍の頻度は少ない。

　PRL 産生腫瘍の発症時年齢は平均 30 歳代で，文献によって多少差がある。症状としては，無月経，不妊，乳汁分泌，インポテンツが挙げられている[3]。下垂体腫瘍初発時に無月経，先端巨大症身体所見は 10～15％に，Cushing 症候や乳汁分泌は 5％以下に，視野異常は約 10％に認めた[2]。ACTH 産生腫瘍，TSH 産生腫瘍の診断はそれぞれの臨床症状から疑うことが重要である。家族例では無症状の症例が多い傾向があるが，診断時期が早く，MRI で発見されることが多いためと考えられる。

　これまで MEN1 では，5 歳で進行性の GH/PRL 産生腫瘍が報告されているのが最も若年の発症例である。ACTH 産生腫瘍についても，10 歳以降注意が必要である[4,5]。MEN1 家系の小児の発症前遺伝子診断の実施年齢は 5 歳からが推奨されているが[1,6]，わが国の遺伝子医療部門ではより遅い時期に実施している場合が多い。

■ 文　献

1) Brandi ML, Gagel RF, Angeli A, et al. Guidelines for diagnosis and therapy of MEN type 1 and type 2. J Clin Endocrinol Metab 2001; 86: 5658-5671.
2) Sakurai A, Suzuki S, Kosugi S, et al. Multiple endocrine neoplasia type 1 in Japan: Establishment and analysis of a multicentre database. Clin Endocrinol (Oxf) 2012; 76: 533-539.
3) Powell AC, Libutti SK. Chapter 16: Multiple endocrine neoplasia type 1: Clinical manifestations and management. Endocr Neopl Canc Treat Res 2010; 153: 287-302.
4) Stratakis CA, Schussheim DH, Freedman SM, et al. Pituitary macroadenoma in a 5-year-ord: an early expression of multiple endocrine neoplasia type 1. J Clin Endocrinol Metab 2000; 85: 4776-4780.
5) Rix M, Hertel NT, Nielsen FC, et al. Cushing's disease in childhood as the first manifestation of multuple endocrine neoplasia syndrome type 1. Eur J Endocrinol 2004; 151: 709-715.
6) Thakker RV, Newey PJ, Walls GV, et al. Clinical practice guidelines for multiple endocrine neoplasia type 1 (MEN1). J Clin Endocrinol Metab 2012; 97: 2990-3011.

CQ 13 MEN1 における下垂体腫瘍の診断契機は？

推 奨

▶ 下垂体腫瘍の診断時年齢は家族性 MEN1 ではやや若い（グレード C1）。

▶ 下垂体腫瘍を契機として，MEN1 と診断される割合は多くない（グレード C1）。

解 説

わが国の 560 名の MEN1 患者のデータベースでは，下垂体腫瘍の診断時年齢は平均 46.1 歳で，11〜75 歳と広範囲にわたり，家族例では平均 38.9 歳（14〜69 歳）と若干早い年齢で診断される傾向にあった[1]。海外の報告でも平均 37〜40 歳で診断され[2〜5]，フランス，ベルギーの報告では，25％は 26 歳までに，75％は 46 歳までに診断を受けていた[4]。このことから，下垂体腫瘍の診断契機として，MEN1 家系の検査で診断される症例も多いと考えられる。

患者の 17％では下垂体腫瘍が初発腫瘍に含まれていた[4]。散発性 MEN1 の 25％未満，家族性 MEN1 の 10％未満で下垂体腫瘍が初発腫瘍であった[6]。下垂体腫瘍は散発性 MEN1 でより合併頻度が高いためと考えられる。これらのデータより，下垂体腫瘍は MEN1 と診断される契機としては，あまり多くないと考えられ，MEN1 における下垂体腫瘍の有病率を含めて考えると，MEN1 と診断あるいは疑われた患者や MEN1 家系の患者であることが契機となる割合が高いと推察される。わが国の 560 名の MEN1 患者で無月経が下垂体腫瘍の契機となる症状の場合，MEN1 と診断されるまでの期間が長く，MEN1 を見過ごしやすい症状として重要であることが示されている[7]。

下垂体腫瘍が初発腫瘍となった時の診断時年齢は平均 33.9 歳と膵・消化管神経内分泌腫瘍よりも 7 年早く，非 MEN1 患者の下垂体腫瘍診断時年齢と比較しても有意に若年であった[4]。米国の報告では，30 歳で 28％，50 歳で 48％，70 歳で 64％の有病率であった[2]。したがって，MEN1 患者の下垂体腫瘍の増殖能が非 MEN1 患者と比較して早い可能性がある。

■ 文 献

1) Sakurai A, Suzuki S, Kosugi S, et al. Multiple endocrine neoplasia type 1 in Japan: Establishment and analysis of a multicentre database. Clin Endocrinol (Oxf) 2012; 76: 533-539.
2) Glascock JM, Carty SE. Multiple endocrine neoplasia type 1: fresh perspective on clinical features and penetrance. Surg Oncol 2002; 11: 143-150.
3) Trouillas J, Labat-Moleur F, Sturm N, et al. Pituitary tumors and hypeplasia in multiple endocrine neoplasia type 1 syndrome (MEN1); a case-control study in a series of 77 patients versus 2509 non-MEN1 patients. Am J Surg Pathol 2008; 32: 534-543.
4) Vergès B, Boureille F, Goudet P, et al. Pituitary disease in MEN type 1 (MEN1): data from the France-Belgium MEN1 multicenter study. J Clin Endocrinol Metab 2002; 87: 457-465.

5) Machens A, Schaaf L, Karges W, et al. Age-related penetrance of endocrine tumours in multiple endocrine neoplasia type 1 (MEN1): a multicentre study of 258 gene carriers. Clin Endocrinol (Oxf) 2007; 67: 613-622.
6) Brandi ML, Gagel RF, Angeli A, et al. Guidelines for diagnosis and therapy of MEN type 1 and type 2. J Clin Endocrinol Metab 2001; 86: 5658-5671.
7) Yamazaki M, Suzuki S, Kosugi S, et al. Delay in the diagnosis of multiple endocrine neoplasia type 1: typical symptoms are frequently overlooked. Endocr J 2012; 59: 797-807.

CQ 14 MEN1 における下垂体腫瘍の診断で推奨される検査は？

推奨

▶ *MEN1* 変異陽性者あるいは MEN1 疑い患者には受診時およびその後年に 1 回少なくとも血中 PRL，IGF-I の測定と 3 年に 1 回下垂体 MRI を施行することが望ましい（グレード C1）。

解説

　MEN1 患者における下垂体腫瘍診断のために推奨される検査法は，専門家による総説やガイドラインに述べられている経験的なものである．ガイドラインでは，*MEN1* 変異陽性者のスクリーニングとして，受診時とその後 1 年ごとの下垂体 MRI と血中プロラクチン（PRL）およびインスリン様成長因子（insulin-like growth factor-I；IGF-I）の測定を，MEN1 疑い（臨床的 MEN1 あるいは MEN1 患者の家系）の時には下垂体 MRI と血中 PRL および IGF-I を診断時に測定し，その後 3〜5 年ごとにフォローアップすることを推奨している[1)〜3)]．下垂体 MRI には原則として造影が必要である．

　MEN1 変異陽性者など高リスクの患者では受診時とその後，頻度は少なくとも 1 年に 1 回の血中 PRL，IGF-I の測定，1〜3 年に 1 回の下垂体 MRI が推奨される（5 歳以降）．チェックすべき臨床症候としては下垂体機能低下に関連した症候，すなわち乳汁分泌，無月経，先端巨大症やクッシング症候，視野異常がある[1)2)4)]．わが国の報告では，MEN1 患者での下垂体腫瘍のうち副腎皮質刺激ホルモン（ACTH）産生腫瘍の割合は海外の報告と比較して多い傾向がある[5)]．スクリーニング検査として，甲状腺刺激ホルモン，free T4 あるいは ACTH を含めた検査を推奨する総説もある[6)7)]．

■ 文 献

1) Brandi ML, Gagel RF, Angeli A, et al. Guidelines for diagnosis and therapy of MEN type 1 and type 2. J Clin Endocrinol Metab 2001；86：5658-5671.
2) Thakker RV, Newey PJ, Walls GV, et al. Clinical practice guidelines for multiple endocrine neoplasia type 1（MEN1）. J Clin Endocrinol Metab 2012；97：2990-3011.
3) Glascock MJ, Carty SE. Multiple endocrine neoplasia type 1：fresh perspective on clinical features and penetrance. Surg Oncol 2002；11：143-150.
4) Thakker RV. Multiple endocrine neoplasia type 1（MEN1）. Best Pract Res Clin Endocrinol Metab 2010；24：355-370.
5) Sakurai A, Suzuki S, Kosugi S, et al. Multiple endocrine neoplasia type 1 in Japan：Establishment and analysis of a multicentre database. Clin Endocrinol 2012；76：533-539.
6) Burgess J. How should the patient with multiple endocrine neoplasia type 1（MEN 1）be followed？ Clin Endocrinol 2010；72：13-16.
7) Skogseid B. Multiple endocrine neoplasia type 1. Brit J Surg 2003；90：383-385.

CQ 15 MEN1 における下垂体腫瘍の自然歴は？

推奨

▶ MEN1 と診断された症例の 10～47.5％に下垂体腫瘍を認める（グレード C1）。

▶ 下垂体腫瘍の生涯発症率は～65％である（グレード C1）。

▶ 診断時の年齢は 45 歳以下が多く，家族例で早い傾向にある（グレード C1）。

▶ プロラクチン産生腫瘍は平均診断時年齢 30 歳代だが，年齢では非 MEN1 と区別できない（グレード C1）。

▶ MEN1 の初発症状としての下垂体腫瘍の頻度は低い（グレード C1）。

▶ 小児期発症は極めて稀だが報告がある（グレード C1）。

解説

複数の海外の報告では MEN1 と診断された症例のうち，下垂体腫瘍は 10～42％に認められている[1)～9)]。わが国の 560 名の MEN1 患者における報告では，登録時に 47.5％で下垂体腫瘍を認めた[10)]。下垂体腫瘍は散発性 MEN1 症例の約 25％において初発症状となっているが，家族性 MEN1 では 10％以下である。また，2/3 以上はマクロアデノーマである[9)]。下垂体腫瘍の内訳は，プロラクチノーマが海外の報告では 40～76％でわが国では 36.5％であった。次いで非機能性腫瘍が海外では 7.5～19％でわが国では 28.2％，さらに成長ホルモン（GH）産生腫瘍は海外では 0～22.4％でわが国では 12.9％であり，副腎皮質刺激ホルモン（ACTH）産生腫瘍は少なく甲状腺刺激ホルモン（TSH）産生腫瘍はさらに少ない。

臨床的に MEN1 と診断された症例の下垂体腫瘍診断時平均年齢は 35～40 歳で，遺伝子診断を行った群と行っていない群の間でも差はなかった。プロラクチノーマは無月経や乳汁分泌などを主訴として 35 歳前後で診断されることが多く，他の機能性腫瘍は 40～45 歳，非機能性腫瘍は 50 歳以降での診断が多い。手術施行年齢は MEN1 と非 MEN1 の下垂体腫瘍で有意差がなかった。これまでに 5 歳で診断された進行性の GH＋PRL 産生腫瘍が報告されており，ACTH 産生腫瘍についても 10 歳以降注意が必要とされる[11) 12)]。下垂体腫瘍の生涯発症率は有病率 65％の報告が最高で，これに相当することが予想される[13)]。

文献

1) Vergès B, Boureille F, Goudet P, et al. Pituitary disease in MEN type 1 (MEN1): data from the

France-Belgium MEN1 multicenter study. J Clin Endocrinol Metab 2002; 87: 457-465.
2) Pieterman CR, Schreinemakers JM, Koppeschaar HP, et al. Multiple endocrine neoplasia type 1 (MEN1): its manifestations and effect of genetic screening on clinical outcome. Clin Endocrinol 2009; 70: 575-581.
3) Trouillas J, Labat-Moleur F, Sturm N, et al; Pituitary tumors and hyperplasia in multiple endocrine neoplasia type 1 syndrome (MEN1): a case-control study in a series of 77 patients versus 2509 non-MEN1 patients. Am J Surg Pathol 2008; 32: 534-543.
4) Vierimaa O, Ebeling TM, Kytölä S, et al. Multiple endocrine neoplasia type 1 in Northern Finland; clinical features and genotype phenotype correlation. Eur J Endocrinol 2007; 157: 285-294.
5) Machens A, Schaaf L, Karges W, et al. Age-related penetrance of endocrine tumours in multiple endocrine neoplasia type 1 (MEN1): a multicentre study of 258 gene carriers. Clin Endocrinol 2007; 67: 613-622.
6) O'Brien T, O'Riordan DS, Gharib H, et al. Results of treatment of pituitary disease in multiple endocrine neoplasia, type I. Neurosurgery 1996; 39: 273-278.
7) Trump D, Farren B, Wooding C, et al. Clinical studies of multiple endocrine neoplasia type 1 (MEN1). QJM 1996; 89: 653-669.
8) Burgess JR, Shepherd JJ, Parameswaran V, et al. Spectrum of pituitary disease in multiple endocrine neoplasia type 1 (MEN 1): clinical, biochemical, and radiological features of pituitary disease in a large MEN 1 kindred. J Clin Endocrinol Metab 1996; 81: 2642-2646.
9) Brandi ML, Gagel RF, Angeli A, et al. Guidelines for diagnosis and therapy of MEN type 1 and type 2. J Clin Endocrinol Metab 2001; 86: 5658-5671.
10) Sakurai A, Suzuki S, Kosugi S, et al. Multiple endocrine neoplasia type 1 in Japan: Establishment and analysis of a multicentre database. Clin Endocrinol 2012; 76: 533-539.
11) Stratakis CA, Schussheim DH, Freedman SM, et al. Pituitary macroadenoma in a 5-year-old: an early expression of multiple endocrine neoplasia type 1. J Clin Endocrinol Metab 2000; 85: 4776-4780.
12) Rix M, Hertel NT, Nielsen FC, et al. Cushing's disease in childhood as the first manifestation of multuple endocrine neoplasia syndrome type 1. Eur J Endocrinol 2004; 151: 709-715.
13) Pieterman CR, Vriens MR, Dreijerink KM, et al. Care for patients with multiple endocrine neoplasia type 1: the current evidence base. Fam Cancer 2011; 10: 157-171.

CQ 16 MEN1 を積極的に疑う下垂体腫瘍は？

推 奨

▶ 原発性副甲状腺機能亢進症（高カルシウム血症）に合併する下垂体腫瘍（グレード A）

▶ 浸潤傾向のあるマクロアデノーマ（グレード C1）

▶ 多ホルモンを産生する単一機能性腫瘍（グレード C1）

▶ 薬剤抵抗性プロラクチノーマ（グレード C1）

▶ 多発機能性腺腫（グレード C1）

解説

下垂体腫瘍は MEN1 患者の 10〜60％に認め[1)〜6)]，非 MEN1 患者と比較してマクロアデノーマを呈することが多く，浸潤傾向も強いとされる[2)3)]。MEN1 の初発病変としての下垂体腫瘍の割合は 10〜25％とされているが，単独で存在する下垂体腫瘍の性状のみから MEN1 との関連性を判断するのは困難である[1)3)7)8)]。そのため，副甲状腺機能亢進症や膵・消化管神経内分泌腫瘍による臨床症状の出現，MEN1 関連腫瘍の家族歴にも着目して総合的に MEN1 の診断を進めることが重要となる。下垂体腫瘍を有する MEN1 患者においては原発性副甲状腺機能亢進症を高頻度に合併しており，下垂体腫瘍患者で高カルシウム血症を呈する場合は積極的に MEN1 の検索を行うことが推奨される[3)9)10)]。

■ 文 献

1) Brandi ML, Gagel RF, Angeli A, et al. Guidelines for diagnosis and therapy of MEN type 1 and type 2. J Clin Endocrinol Metab 2001; 86: 5658-5671.
2) Elston MS, McDonald KL, Clifton-Bligh RJ, et al. Familial pituitary tumor syndromes. Nat Rev Endocrinol 2009; 5: 453-461.
3) Vergès B, Boureille F, Goudet P, et al. Pituitary disease in MEN type 1 (MEN1): data from the France-Belgium MEN1 multicenter study. J Clin Endocrinol Metab 2002; 87: 457-465.
4) Sakurai A, Suzuki S, Kosugi S, et al. Multiple endocrine neoplasia type 1 in Japan: Establishment and analysis of a multicentre database. Clin Endocrinol 2012; 76: 533-539.
5) Powell AC, Libutti SK. Multiple endocrine neoplasia type 1: clinical manifestations and management. Cancer Treat Res 2010; 153: 287-302.
6) Trouillas J, Labat-Moleur F, Sturm N, et al. Pituitary tumors and hyperplasia in multiple endocrine neoplasia type 1 syndrome (MEN1): a case-control study in a series of 77 patients versus 2509 non-MEN1 patients. Am J Surg Pathol 2008; 32: 534-543.
7) Pieterman CR, Schreinemakers JM, Koppeschaar HP, et al. Multiple endocrine neoplasia type 1

(MEN1): its manifestations and effect of genetic screening on clinical outcome. Clin Endocrinol 2009; 70: 575-581.
8) Schaaf L, Pickel J, Zinner K, et al. Developing effective screening strategies in multiple endocrine neoplasia type 1 (MEN 1) on the basis of clinical and sequencing data of German patients with MEN 1. Exp Clin Endocrinol Diabetes 2007; 115: 509-517.
9) 酒井圭一,村岡尚,八子武裕,他.多発性内分泌腫瘍症1型に伴う下垂体腺腫の手術治療経験.日内分泌会誌 2009; 85 Suppl: 124-126.
10) 田口学,三浦大周,竹下章,他.下垂体腫瘍における原発性副甲状腺機能亢進症の割合とMEN1型の出現頻度の検討.日内分泌会誌 2010; 86 (Suppl): 43-45.

d. その他の病変

CQ 17 MEN1 における随伴病変の診断時期と診断契機は？

推奨

▶ 気管支神経内分泌腫瘍は多発性で女性に多く，進行が遅く画像検査で偶然発見されることが多い（グレード B）。

▶ 胸腺神経内分泌腫瘍は悪性の随伴病変で男性に多く，進行した状態で発見されることが多い（グレード B）。

▶ 副腎病変の多くは偶発腫として発見され，大部分が非機能性で無症状である（グレード B）。

▶ 多発性の血管線維腫と膠原腫がともにある場合，MEN1 に最高度の感度（75％）と特異性（95％）を示した（グレード B）。

解説

　MEN1 に伴うその他の腫瘍として気管支および胸腺の神経内分泌腫瘍（NET），副腎腫瘍（過形成），顔面血管線維腫，膠原腫，脂肪腫，髄膜腫，上衣腫，平滑筋腫などがある[1]。

　気管支神経内分泌腫瘍（気管支 NET）は多発性で女性に多く，進行が遅く画像検査で偶然発見されることが多い。これに対し胸腺神経内分泌腫瘍（胸腺 NET）は男性での頻度が高く，悪性で，大多数は進行した状態で発見され治癒不能である。副甲状腺摘除術の際に予防的胸腺切除を行う有効性は証明されておらず，予防的胸腺切除例における悪性胸腺 NET の発生が報告されている[2]。胸腺 NET に関する多施設コホート研究によれば，登録された MEN1 患者 761 例のうち胸腺 NET を発症したのは 21 例で，40 歳で胸腺 NET を発症する可能性は 2.6％（range, 1.3〜5.5％）だった。1 人を除き全例が男性で，4 人は他の MEN1 関連病変がみられなかった。最年少発症例は 16 歳で，平均発症時年齢は 42.7 歳（range, 16.1〜67.5 歳）だった[3]。わが国の後ろ向き症例登録による多施設共同研究では 28 例（5.0％）に胸腺 NET を認め，そのうち 10 例（36％）が女性であった。診断時の平均年齢は 45.6 歳であり，原発性副甲状腺機能亢進症，下垂体腫瘍，膵・消化管神経内分泌腫瘍（GEPNET）の併存をそれぞれ 100％，45％，75％に認めた[4]。

　副腎病変については，単一施設で MEN1 患者 35 例を対象に定期スクリーニングを 10 年間行った臨床研究で 23 例（66％）に認められ，診断時の平均年齢は 45 歳，平均腫瘍径は 9mm であった。全例が無症候性で，2 例を除き非機能性であった。超音波内視鏡では全例の副腎病変を確認し得たが，CT では 5 例中 1 例（20％）が診断できなかった[5]。MEN1 患者 38 例を対象に前向きにスクリーニングした別の臨床研究では 21 例（55％）に副腎病変を認め，診断時の平均年齢は 42.7 歳で，MEN1 の診断後に平均 6.9

年で副腎病変がみつかった[6]。

皮膚病変に関してガストリノーマ患者 110 例を対象に，MEN1 患者 48 例と非 MEN1 患者 62 例を対比した研究がある。MEN1 では血管線維腫（64％）と膠原腫（62％）の頻度が有意に高く，3 つ以上の多発性の血管線維腫と膠原腫 の組み合わせによる MEN1 の診断は感度 75％，特異性 95％であった。これらの皮膚病変と年齢，罹病期間，他の MEN1 病変に相関はみられなかった[7]。

髄膜腫の発症率を GEPNET 患者において前向きに調査した報告によると，MEN1 患者ではそうでない者の 11 倍の頻度で髄膜腫を発症した。

■ 文　献

1) Almeida MQ, Stratakis CA. Solid tumors associated with multiple endocrine neoplasias. Cancer Genet Cytogenet 2010; 203: 30-36.
2) Burgess J. How should the patient with multiple endocrine neoplasia type 1 (MEN 1) be followed ? Clin Endocrinol (Oxf) 2010; 72: 13-16.
3) Goudet P, Murat A, Cardot-Bauters C, et al; GTE network (Groupe des Tumeurs Endocrines). Thymic neuroendocrine tumors in multiple endocrine neoplasia type 1: a comparative study on 21 cases among a series of 761 MEN1 from the GTE (Groupe des Tumeurs Endocrines). World J Surg 2009; 33: 1197-1207.
4) Sakurai A, Imai T, Kikumori T, et al. Thymic neuroendocrine tumor in multiple endocrine neoplasia type 1: female patients are not rare exceptions. Clin Endocrinol (Oxf) 2013; 78: 248-254.
5) Waldmann J, Bartsch DK, Kann PH, et al. Adrenal involvement in multiple endocrine neoplasia type 1 results of 7 years prospective screening. Langenbecks Arch Surg 2007; 392: 437-443.
6) Asgharian B, Turner ML, Gibril F, et al. Cutaneous tumors in patients with multiple endocrine neoplasm type 1 (MEN1) and gastrinomas: prospective study of frequency and development of criteria with high sensitivity and specificity for MEN1. J Clin Endocrinol Metab 2004; 89: 5328-5336.
7) Asgharian B, Chen YJ, Patronas NJ, et al. Meningiomas may be a component tumor of multiple endocrine neoplasia type 1. Clin Cancer Res 2004; 10: 869-880.

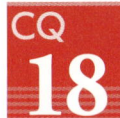

CQ 18 MEN1 における随伴病変の診断で推奨される検査は？

推 奨

▶ 胸腺神経内分泌腫瘍のスクリーニングは胸腺予防切除の有無にかかわらず男女両方を対象とし，胸部 CT か MRI を毎年撮ることが推奨される（グレード C1）。

▶ 副腎病変の診断には定期的な画像検査が有効である（グレード C1）。

解 説

　MEN1 においては，膵臓，副腎，下垂体病変と同様に，神経内分泌腫瘍（NET）の画像スクリーニングも定期的に行われるべきである[1]。胸腺 NET のスクリーニングとして，胸腺予防切除の有無にかかわらず男女両方を対象とし，胸部 CT か MRI を毎年撮ることが推奨されている。オクトレオスキャンや胸部 X 線撮影は検出感度が低い[2]。また，現時点でスクリーニングとして有効な内分泌マーカーは知られていない[3,4]。

　MEN1 に伴う副腎病変の多くは非機能性であり，診断には定期的な画像検査が有効である。径 10 mm 以下の病変では，超音波内視鏡（EUS）は CT に比べ感度が高い[5〜7]。

　MEN1 に伴う髄膜腫の診断には MRI や CT のほうがオクトレオスキャンに比べ感度が高いが[8]，スクリーニングの必要性についてコンセンサスは得られていない。

文 献

1) Thakker RV. Multiple endocrine neoplasia type 1（MEN1）. Best Pract Res Clin Endocrinol Metab 2010; 24: 355-370.
2) Goudet P, Murat A, Binquet C, et al. Risk factors and causes of death in MEN1 disease. A GTE (Groupe d'Etude des Tumeurs Endocrines) cohort study among 758 patients. World J Surg 2010; 34: 249-255.
3) Goudet P, Murat A, Cardot-Bauters C, et al; GTE network（Groupe des Tumeurs Endocrines）. Thymic neuroendocrine tumors in multiple endocrine neoplasia type 1: a comparative study on 21 cases among a series of 761 MEN1 from the GTE（Groupe des Tumeurs Endocrines）. World J Surg 2009; 33: 1197-1207.
4) Gibril F, Chen YJ, Schrump DS, et al. Prospective study of thymic carcinoids in patients with multiple endocrine neoplasia type 1. J Clin Endocrinol Metab 2003; 88: 1066-1081.
5) Patocs A, Balogh K, Racz K. Adrenal tumors in MEN1 syndrome and the role of menin in adrenal tumorigenesis. Adv Exp Med Biol 2009; 668: 97-103.
6) Schaefer S, Shipotko M, Meyer S, et al. Natural course of small adrenal lesions in multiple endocrine neoplasia type 1: an endoscopic ultrasound imaging study. Eur J Endocrinol 2008; 158: 699-704.
7) Waldmann J, Bartsch DK, Kann PH, et al. Adrenal involvement in multiple endocrine neoplasia type 1: results of 7 years prospective screening. Langenbecks Arch Surg 2007; 392: 437-443.
8) Asgharian B, Chen YJ, Patronas NJ, et al. Meningiomas may be a component tumor of multiple endocrine neoplasia type 1. Clin Cancer Res 2004; 10: 869-880.

CQ 19 その他 MEN1 を積極的に疑う病変は？

推奨

▶ 副甲状腺，下垂体，膵・消化管神経内分泌腫瘍以外で，MEN1 を積極的に疑うべき病変として下記が重要である。
  ・胸腺神経内分泌腫瘍
  ・皮膚腫瘍（血管線維腫，コラゲノーマ，脂肪腫）
特に，多発血管線維腫の存在は MEN1 診断に大きく寄与する（グレード C1）。

▶ これら以外の随伴病変として副腎腫瘍，気管支神経内分泌腫瘍，中枢神経腫瘍（髄膜腫，上衣腫），平滑筋腫，Barrett 食道などが報告されている（グレード C1）。

解説

　副甲状腺，膵・消化管，下垂体の各腫瘍以外に MEN1 に合併する内分泌腫瘍の中でも，特に胸腺神経内分泌腫瘍は重要である。MEN1 患者での罹患率は 2.5～8%[1)~3)]，40 歳時での罹患率は 2.6% と報告されており，稀ではあるがホルモン産生を伴うこともある[4)]。非 MEN1 患者と比較して進行が早く，死亡リスクを増加させる[3)]。10 年生存率は 30% 台で[4)5)]，MEN1 患者の生命予後を左右する。なお，海外のデータでは男性（特に喫煙者）に圧倒的に多いとされてきたが，国内では女性にも多く発症することに留意すべきである[5)]。気管支・肺神経内分泌腫瘍の発症もあるが，必ずしも予後は悪くない[6)]。

　副腎腫瘍は MEN1 患者の約 20～40% に認める比較的高頻度の腫瘍で，良性，非機能性であることが多い[7)~11)]。機能性腺腫は 7.9～15.3% を占め，コルチゾルやアルドステロンの過剰産生が主体である[7)8)]。形態学的には腫瘍径の比較的小さい過形成や結節であることが多い[7)9)]。稀ではあるが，皮質癌を発症することがある[3)7)8)]。

　MEN1 合併非内分泌腫瘍では皮膚腫瘍（顔面血管線維腫，コラゲノーマ，脂肪腫）が重要である。特に顔面血管線維腫は MEN 患者の 22.2～64% に認められ，MEN1 診断に有用な所見である[12)~14)]。多発血管線維腫とコラゲノーマが存在した場合，高感度（75%）かつ高特異度（95%）で MEN1 を診断できるという報告がある[13)]。

　その他，髄膜腫などの中枢神経腫瘍[15)]，平滑筋腫[16)]，前癌病変である Barrett 食道[17)] を発症したとの報告がある。

文献

1) Gibril F, Chen YJ, Schrump DS, et al. Prospective study of thymic carcinoids in patients with multiple endocrine neoplasia type 1. J Clin Endocrinol Metab 2003; 88: 1066-1081.
2) Ferolla P, Falchetti A, Filosso P, et al. Thymic neuroendocrine carcinoma (carcinoid) in multiple endocrine neoplasia type 1 syndrome; the Italian series. J Clin Endocrinol Metab 2005; 90: 2603-2609.
3) Goudet P, Murat A, Binquet C, et al. Risk factors and causes of death in MEN1 disease. A GTE (Groupe d'Etude des Tumeurs Endocrines) cohort study among 758 patients. World J Surg 2010; 34: 249-255.
4) Goudet P, Murat A, Cardot-Bauters C, et al; GTE network (Groupe des Tumeurs Endocrines).

Thymic neuroendocrine tumors in multiple endocrine neoplasia type 1: a comparative study on 21 cases among a series of 761 MEN1 from the GTE (Groupe des Tumeurs Endocrines). World J Surg 2009; 33: 1197-1207.

5) Sakurai A, Imai T, Kikumori T, et al. Thymic neuroendocrine tumor in multiple endocrine neoplasia type 1: female patients are not rare exceptions. Clin Endocrinol (Oxf) 2013; 78: 248-254.

6) Sachithanandan N, Harle RA, Burgess JR. Bronchopulmonary carcinoid in multiple endocrine neoplasia type 1. Cancer 2005; 103: 509-515.

7) Gatta-Cherifi B, Chabre O, Murat A, et al. Adrenal involvement in MEN1. Analysis of 715 cases from the Groupe d'etude des Tumeurs Endocrines database.Eur J Endocrinol 2012; 166: 269-279.

8) Waldmann J, Bartsch DK, Kann PH, et al. Adrenal involvement in multiple endocrine neoplasia type 1: results of 7 years prospective screening. Langenbecks Arch Surg 2007; 392: 437-443.

9) Whitley SA, Moyes VJ, Park KM, et al. The appearance of the adrenal glands on computed tomography in multiple endocrine neoplasia type 1. Eur J Endocrinol 2008; 159: 819-824.

10) Barzon L, Pasquali C, Grigoletto C, et al. Multiple endocrine neoplasia type 1 and adrenal lesions. J Urol 2001; 166: 24-27.

11) Waldmann J, Fendrich V, Habbe N, et al. Screening of patients with multiple endocrine neoplasia type 1 (MEN-1): a critical analysis of its value. World J Surg 2009; 33: 1208-1218.

12) Sakurai A, Matsumoto K, Ikeo Y, et al. Frequency of facial angiofibromas in Japanese patients with multiple endocrine neoplasia type 1. Endocr J 2000; 47: 569-573.

13) Asgharian B, Turner ML, Gibril F, et al. Cutaneous tumors in patients with multiple endocrine neoplasm type 1 (MEN1) and gastrinomas: prospective study of frequency and development of criteria with high sensitivity and specificity for MEN1. J Clin Endocrinol Metab 2004; 89: 5328-5336.

14) Vidal A, Iglesias MJ, Fernández B, et al. Cutaneous lesions associated to multiple endocrine neoplasia syndrome type 1. J Eur Acad Dermatol Venereol 2008; 22: 835-838.

15) Asgharian B, Chen YJ, Patronas NJ, et al. Meningiomas may be a component tumor of multiple endocrine neoplasia type 1. Clin Cancer Res 2004; 10: 869-880.

16) McKeeby JL, Li X, Zhuang Z, et al. Multiple leiomyomas of the esophagus, lung, and uterus in multiple endocrine neoplasia type 1. Am J Pathol 2001; 159: 1121-1127.

17) Hoffmann KM, Gibril F, Entsuah LK, et al. Patients with multiple endocrine neoplasia type 1 with gastrinomas have an increased risk of severe esophageal disease including stricture and the premalignant condition, Barrett's esophagus. J Clin Endocrinol Metab 2006; 91: 204-212.

3. 遺伝医療

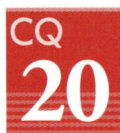

CQ 20 家族歴の情報はどの程度重要か？

推奨

- ▶ MEN1 関連症状の家族歴聴取が MEN1 の診断に有用である（グレード C1）。
- ▶ 家族歴のある MEN1 患者，家族歴のない MEN1 患者における *MEN1* 変異陽性率はそれぞれ約 90％，約 50％である（グレード B）。
- ▶ MEN1 家族歴がある患者の発症前遺伝子診断は変異保有者の早期診断を可能にする（グレード A）。

解説

　MEN1 患者の 90％には家族歴があるが，実際に家族歴で MEN1 罹患者が明らかになっているのは 70％程度である[1]。これは実際に罹患していても正確な診断がなされていない例が多いこと，また家族歴聴取が不十分であることが原因と考えられる。関連病変の罹患歴を詳細に聴取することで，より MEN1 の診断精度を向上させることが期待できる。Yip らは原発性副甲状腺機能亢進症患者に対して以下のような 6 つの質問を行い，そのうち 5 つについては，それが Yes である場合に当該患者が MEN1 であるオッズ比が有意に高いことを示している（表1）[2]。

表1　問診項目によるMEN1の推定

質　問	オッズ比	p 値
頸部手術の家族歴	10.8 (4.3-27.0)	<0.001
腎結石の家族歴	1.9 (0.7-5.2)	0.21
脳腫瘍の家族歴	8.8 (2.7-29.4)	0.003
潰瘍の家族歴	5.1 (1.9-13.7)	0.004
高カルシウム血症の家族歴	11.9 (4.9-29.4)	<0.001
膵腫瘍の家族歴	18.9 (6.3-55.6)	<0.001

　一方，家族歴のない患者の中には複数病変の偶然の合併による症例も含まれると推測される。日本人の MEN1 患者データベースの解析では，家族歴のある患者とない患者で，*MEN1* 変異の陽性率には 91.7％対 49.3％と大きな開きがあった[1]。Ellard らも英国の MEN1 発端者の遺伝子解析で，家族歴の有無により *MEN1* 変異陽性率に差があることを報告している[3]。また，2001 年に公表された診療ガイドライン[4]に示されている診断基準を満たさない患者における *MEN1* 変異陽性率は 0％であった[3]。

　MEN1 患者における *MEN1* 変異の同定は血縁者の早期診断を可能にする。Laurenco らは発端者，生化学・画像診断で診断された血縁者，発症前遺伝子解析で診断された血

縁者の3群を比較しているが，診断時平均年齢は遺伝子診断群で発端者より10歳以上若く（39.5歳 vs 27.0歳），MEN1関連悪性腫瘍の陽性率は発端者群，生化学・画像診断群がそれぞれ23.1％，17.9％であったのに対し，遺伝子診断群は0％であったと報告している[5]。

■ 文　献

1) Sakurai A, Suzuki S, Kosugi S, et al. Multiple endocrine neoplasia type 1 in Japan: Establishment and analysis of a multicentre database. Clin Endocrinol 2012; 76: 533-539.
2) Yip L, Ogilvie JB, Challinor SM, et al. Identification of multiple endocrine neoplasia type 1 in patients with apparent sporadic primary hyperparathyroidism. Surgery 2008; 144: 1002-1006.
3) Ellard S, Hattersley AT, Brewer CM, et al. Detection of an MEN1 gene mutation depends on clinical features and supports current referral criteria for diagnostic molecular genetic testing. Clin Endocrinol 2005; 62: 169-175.
4) Brandi ML, Gagel RF, Angeli A, et al. Guidelines for diagnosis and therapy of MEN type 1 and type 2. J Clin Endocrinol Metab 2001; 86: 5658-5671.
5) Lourenco DM Jr, Toledo RA, Coutinho FL, et al. The impact of clinical and genetic screenings on the management of the multiple endocrine neoplasia type 1. Clinics 2007; 62: 465-476.

Column 2　CDKIについて

　CDNK1Bは196アミノ酸からなるcyclin-dependent kinase inhibitor（CDKI）p27[kip1]をコードする遺伝子で，MEN1関連腫瘍を有するが MEN1 変異の見出されない患者での変異が報告されている。その頻度は MEN1 変異の見出されない家系の1.5％程度と考えられる。さらに他のCDKIである p15, p18, p21 をコードする遺伝子の変異もそれぞれ1〜0.5％存在する。CDKI 遺伝子変異を証明し得た家系は少ないため，MEN1 変異を有する患者と CDKI 変異を有する患者に臨床像の差があるかどうかは不明である。

CQ21 MEN1 遺伝学的検査の対象と検査法は？

推奨

▶ 臨床的な MEN1 の診断基準（下垂体・副甲状腺・膵内分泌臓器のうちの 2 臓器以上の病変あるいは 1 臓器病変＋ MEN1 家族歴）を満たさない場合でも下記の場合は，確定診断のために MEN1 遺伝学的検査が推奨される。
- ガストリノーマ（グレード B）
- 多発性 GEPNET（グレード B）
- 再発性 GEPNET（グレード C1）
- 若年性（20 歳以下）インスリノーマ（グレード B）
- 多腺性副甲状腺病変（グレード B）
- 若年性（30 歳以下）の副甲状腺腫（グレード B）
- 家族性原発性副甲状腺機能亢進症（グレード A）

▶ 臨床的な MEN1 の診断基準を満たす場合でも，下記条件をすべて満たす場合は，除外診断のために MEN1 遺伝学的検査が推奨される。こうした症例は MEN1 phenocopy と考えられる（グレード B）。
- 家族歴がない
- 膵内分泌病変がない
- 副甲状腺病変が一腺性
- 高齢発症（50 歳以上）

▶ 血縁者の発症前診断は，サーベイランスを効果的に実施する（あるいはしない）ことができるので，強く推奨される（グレード A）。

▶ その情報を得るための家系内罹患者の MEN1 遺伝学的検査も強く推奨される（グレード A）。

▶ MEN1 遺伝学的検査の検査法：
- MEN1 のエクソン（2-10）とエクソン-イントロン境界部を含む PCR 直接シークエンス（グレード A）。
- DHPLC によるスクリーニングは感度が高い（グレード C1）。
- 非検出例のうち，臨床診断が確実な場合は，MEN1-MLPA 法の実施，CDKN1B/p27, p16, p18, p21 遺伝学的検査を考慮する（グレード B）。

解説

MEN1 遺伝学的検査は，通常，610 アミノ酸からなるたんぱく質 menin をコードするがん抑制遺伝子 MEN1 のコーディングエクソン 2-10 を周囲のイントロンとともに PCR 直接シークエンス法で調べることが一般的である。臨床的に明らかな家族性 MEN1 において，変異の検出率は極めて高い（感度・特異度が高い）[1)2)]。

家族歴を有する典型的な MEN1 の場合は，発症者の確定診断のためには MEN1 遺伝学的検査は必ずしも必要ではないが，家系内の非発症者の発症前診断のための情報として，遺伝子診断が必要である（後述）[1)]。一方，臨床的診断基準を満たさない場合でも，例えば，一臓器病変のみで家族歴がなくても，MEN1 が疑われる場合，MEN1 遺伝学的検査が確定診断のために有効である。膵・消化管神経内分泌腫瘍，若年発症，多発病

変などは MEN1 を疑う根拠として重要である[3]〜[5]。

　他の遺伝子診断でも同様であるが，アミノ酸の変化するミスセンス変異が見出された場合は，病的意義があるか慎重に評価する必要がある。既報であるか，他の種でも保存されているか，機能ドメインの変化か，3次元構造に大きく影響するか，機能解析での機能はどうかなどによって判断されるので，遺伝学的検査を扱っている専門医に確認しておくことが望ましい。

　上記の方法で変異が同定されない場合，*MEN1* の大きな構造変化[6]やプロモータ部位などの変化，他の遺伝子 *CDKN1B/p27, p16, p18, p21* などに変異が同定される場合がある[7][8]が，いずれも稀である（おのおの *MEN1* 変異陰性例の0.5〜1％程度）。したがって，臨床的に強く疑われた場合以外はこれらの検索は通常行われない。むしろ，臨床的に MEN1 であることが否定できない場合，*MEN1* 変異が同定されなければ，MEN1 phenocopy であると考えられる[3][9]。

　血縁者の発症前診断等を実施する場合，発端者の変異情報を確認してから，血縁者の遺伝子診断を行う（非発症の血縁者だけでの遺伝子診断はできない）。これにより MEN1 家系構成員の変異保有状態が明らかとなる。変異を有する場合は関連病変の早期発見治療に結びつくサーベイランスを実施する。変異を有しない場合は，サーベイランスは不要となる[2][10]。

■ 文　献

1) Thakker RV, Newey PJ, Wells GV, et al. Clinical practice guidelines for multiple endocrine neoplasia type 1 (MEN 1). J Clin Endocrinol Metab 2012; 97: 2990-3011.
2) Sakurai A, Suzuki S, Kosugi S, et al. Multiple endocrine neoplasia type 1 in Japan: Establishment and analysis of a multicentre database. Clin Endocrinol (Oxf) 2012; 76: 533-539.
3) Tham E, Grandell U, Lindgren E, et al. Clinical testing for mutations in the MEN1 gene in Sweden: a report on 200 unrelated cases. J Clin Endocrinol Metab 2007; 92: 3389-3395.
4) Cardinal JW, Bergman L, Hayward N, et al. A report of a national mutation testing service for the MEN1 gene: clinical presentations and implications for mutation testing. J Med Genet 2005; 42: 69-74.
5) Kihara M, Miyauchi A, Ito Y, et al. MEN1 gene analysis in patients with primary hyperparathyroidism: 10-year experience of a single institution for thyroid and parathyroid care in Japan. Endocr J 2009; 56: 649-656.
6) Owens M, Ellard S, Vaidya B. Analysis of gross deletions in the MEN1 gene in patients with multiple endocrine neoplasia type 1. Clin Endocrinol (Oxf) 2008; 68: 350-354.
7) Georgitsi M, Raitila A, Karhu A, et al. Germline CDKN1B/p27Kip1 mutation in multiple endocrine neoplasia. J Clin Endocrinol Metab 2007; 92: 3321-3325.
8) Sunita K, Agarwal SK, Mateo CM, et al. Rare germline mutations in cyclin-dependent kinase inhibitor genes in multiple endocrine neoplasia type 1 and related states. J Clin Endocrinol Metab 2009; 94: 1826-1834.
9) Hai N, Aoki N, Shimatsu A, et al. Clinical features of multiple endocrine neoplasia type 1 (MEN1) phenocopy without germline MEN1 gene mutations: analysis of 20 Japanese sporadic cases with MEN1. Clin Endocrinol (Oxf) 2000; 52: 509-518.
10) Goudet P, Murat A, Binquet C, et al. Risk factors and causes of death in MEN1 disease. A GTE (Groupe d'Etude des Tumeurs Endocrines) cohort study among 758 patients. World J Surg 2010; 34: 249-255.

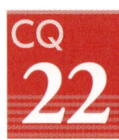

CQ 22 MEN1 変異の検出率は？

推 奨

▶ 90〜95％程度である（グレード B）。

解 説

臨床的な典型例（臨床的な MEN1 の診断基準〔下垂体・副甲状腺・膵内分泌臓器のうちの 2 臓器以上の病変あるいは 1 臓器病変 ＋ MEN1 家族歴〕を満たす発端者）における MEN1 変異検出率は，一般的な検査法（エクソン 2-10 とエクソン-イントロン境界部を含む PCR 直接シークエンス）による場合，90〜95％程度である[1〜7]。日本人患者のデータでは，遺伝学的検査を施行した患者のうち 82.8％に変異を認め，家族例では 91.7％と高頻度に変異を認めたが，散発例では 49.3％であった[3]。後者については MEN1 phenocopy が混在していると考えられる。

■ 文 献

1) Tham E, Grandell U, Lindgren E, et al. Clinical testing for mutations in the MEN1 gene in Sweden: a report on 200 unrelated cases. J Clin Endocrinol Metab 2007; 92: 3389-3395.
2) Lemos MC, Thakker RV. Multiple endocrine neoplasia type 1 (MEN1): analysis of 1336 mutations reported in the first decade following identification of the gene. Hum Mutat 2008; 29: 22-32.
3) Sakurai A, Suzuki S, Kosugi S, et al. Multiple endocrine neoplasia type 1 in Japan: Establishment and analysis of a multicentre database. Clin Endocrinol (Oxf) 2012; 76: 533-539.
4) Hai N, Aoki N, Matsuda A, et al. Germline *MEN1* mutations in 16 Japanese families with multiple endocrine neoplasia type 1 (MEN1). Eur J Endocrinol 1999; 141: 474-479.
5) Burgess JR, Nord B, David R, et al. Phenotype and phenocopy: the relationship between genotype and clinical phenotype in a single large family with multiple endocrine neoplasia type 1 (MEN 1). Clin Endocrinol (Oxf) 2000; 53: 205-211.
6) Verges B, Boureille F, Goudet P, et al. Pituitary disease in MEN type 1 (MEN1): data from the France-Belgium MEN1 multicenter study. J Clin Endocrinol Metab 2002; 87: 457-465.
7) Schaaf L, Pickel J, Zinner K, et al. Developing effective screening strategies in multiple endocrine neoplasia type 1 (MEN 1) on the basis of clinical and sequencing data of German patients with MEN 1. Exp Clin Endocrinol Diabetes 2007; 115: 509-517.

CQ 23 MEN1 変異・多型の解釈は？

推奨

▶ フレームシフトを伴う変異，ナンセンス変異は病的変異と解釈できる（グレード A）。

▶ スプライスサイトの変異のうち，コンセンサス配列部位の変異は病的と判断できる（グレード B）。

▶ ミスセンス変異については，病的変異の解釈に注意を要する（グレード C1）。

▶ MEN1 多型情報を確認しておくことが望まれる（グレード C1）。

解説

MEN1 遺伝学的検査結果の解釈では，見出された変化が真に病的変異であるかどうかに留意する。まず，フレームシフトを伴う変異（挿入・欠失の塩基数が3の倍数でない場合）や，ナンセンス変異は通常，MEN1 タンパク産物である menin の構造を大きく変化させるので，病的変異と考えられるが，遺伝子の3'末端に近い部位の変化が真に病的といえるかは慎重に判断する。また，フレームシフトを伴わない挿入・欠失すなわちその塩基数が3の倍数の時は，病的変異と即断できないこともある。

スプライスサイトの変異のうちいわゆる GT-AG ルールに直接影響する，イントロン末端1，2塩基目の変化はスプライシング異常を引き起こすと考えてよいが，イントロン末端から数塩基以上離れている場合は慎重に判断することが重要となる。可能であればスプライシング産物を mRNA で直接調べることが望ましい。MEN1 は末梢白血球にも発現しているので，末梢血サンプルで解析可能である。

特に重要なのはアミノ酸が置換されるミスセンス変異である。病的な場合もあれば，そうでない場合もある。

① 家系内の発症者と塩基置換の分布が一致するか

② すでに報告されているか。HGMD ヒトゲノム変異データベース（http://www.hgmd.cf.ac.uk/ac/index.php）などを検索する。ただし既報のものがすべて病的変異であるとはいえない場合もあるので注意が必要である

③ 種を超えて保存されているアミノ酸における変化であるか

④ タンパク産物 menin の構造変化や機能ドメインとの関係はどうか

⑤ 変異の機能解析が可能か？ menin のユビキチン化を目安とした分解を調べることが可能となっており[1,2]，これによって変異の病原性を証明した家系も報告されている[3]

いわゆるサイレント変異（アミノ酸の置換を伴わない1塩基置換等）については一般に病的変異とは考えられないが，稀に新たなスプライスサイトを形成することがあるの

で，留意が必要である[4]。

また，多型情報についても確認する必要がある。これまでに *MEN1* 遺伝子上に24種類の多型が報告されている[5]。

■ 文 献

1) Yaguchi H, Ohkura N, Takahashi M, et al. Menin missense mutants associated with multiple endocrine neoplasia type 1 are rapidly degraded via the ubiquitin-proteasome pathway. Mol Cell Biol 2004; 24: 6569-6580.
2) Shimazu S, Nagamura Y, Yaguchi H, et al. Correlation of mutant menin stability with clinical expression of multiple endocrine neoplasia type 1 and its incomplete forms. Cancer Sci 2011; 102: 2097-2102.
3) Nagamura Y, Yamazaki M, Shimazu S, et al. Application of an intracellular stability test of a novel missense menin mutant to the diagnosis of multiple endocrine neoplasia type 1. Endocr J 2012; 59: 1093-1098.
4) Nagamura Y, Yamazaki M, Shimazu S, et al. A novel splice site mutation of the MEN1 gene identified in a patient with primary hyperparathyroidism. Endocr J 2012; 59: 523-530.
5) Lemos MC, Thakker RV. Multiple endocrine neoplasia type 1 (MEN1): analysis of 1336 mutations reported in the first decade following identification of the gene. Hum Mutat 2008; 29: 22-32.

Column 3　MEN1の遺伝カウンセリングにおける留意点

MEN1 遺伝学的検査を実施する際には遺伝カウンセリングを行うことが望ましい。

MEN1は常染色体優性遺伝形式をとる。MEN1と診断された人の約90％には罹患した親がいる。新生突然変異による患者は約10％である。発端者の同胞のリスクは発端者の両親の遺伝学的状況に左右される。もし発端者の親が罹患しており，遺伝子変異を有しているならば，同胞のリスクは50％である。もし発端者にみつかった遺伝子変異を両親が有していない場合に考えられる理由としては，親の生殖細胞モザイクと新生突然変異がある。これまでに生殖細胞モザイクが証明された例はないが，可能性としては否定できない。しかし，他の非医学的な理由，例えば父親が異なる場合や明らかにされていない養子縁組，家族内での隠し事が理由である可能性も念頭におく必要がある。MEN1に罹患した人の子はそれぞれ50％の確率で変異を受け継ぐ。

リスクのある無症状の家族に対して遺伝学的検査を考慮することは適切である。遺伝学的検査は家系内の患者で変異がすでに明らかになっている場合にのみ考慮され得る。変異が明らかでない場合には，もし家系内に複数の罹患者が世代を超えているのであれば，連鎖解析やハプロタイプ解析を考慮することもできる。

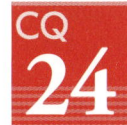

CQ 24 変異未検出症例の解釈・特徴と医療対応は？

推 奨

▶ 臨床的に典型例と考えられる場合は，通常の方法で検出できない変異を探索することが推奨される（グレード C1）。

▶ 検出できない場合も「臨床的 MEN1」として対応することが推奨される（グレード C1）。

▶ 臨床的には非典型例である場合は MEN1 phenocopy と考えられる（グレード C1）。

解 説

　臨床的に典型例と考えられる場合，すなわち副甲状腺多腺性病変と膵・消化管神経内分泌腫瘍があり，家族歴も有する場合などで，通常の方法（エクソン 2-10 およびエクソン-イントロン境界部を含む PCR 直接シークエンス法）で MEN1 変異が検出されない場合は，MEN1 遺伝子の部分的あるいは全体的欠失や，MEN1 のプロモータ部位，非翻訳領域，イントロン中間部など，非解析領域の変異の可能性がある[1)~3)]。欠失については，MLPA による検索ができる。また，CDKN1B/p27, p16, p18, p21 など，MEN1 と同様の機能変化を生じ得る遺伝子変異による可能性もある[4)~6)]。

　このような典型例の場合は，さらなる解析ができない場合でも，「臨床的 MEN1」として MEN1 変異が存在した場合と同様の対応が必要であるが，家系構成員の遺伝学的検査を実施することができないため，発症者の第一度近親者には at risk 者としてのサーベイランスが必要となる。

　臨床的には非典型例である場合や，臨床的な MEN1 の診断基準を満たす場合でも，下記条件をすべて満たし，MEN1 変異が通常の方法で検出されない場合は，MEN1 phenocopy と考えられる[7)]。

・家族歴がない
・膵内分泌病変がない
・副甲状腺病変が一腺性
・高齢発症（50 歳以上）

■ 文 献

1) Sakurai A, Suzuki S, Kosugi S, et al. Multiple endocrine neoplasia type 1 in Japan: Establishment and analysis of a multicentre database. Clin Endocrinol (Oxf) 2012; 76: 533-539.
2) Lemos MC, Thakker RV. Multiple endocrine neoplasia type 1 (MEN1): analysis of 1336 mutations reported in the first decade following identification of the gene. Hum Mutat 2008; 29: 22-32.
3) Tham E, Grandell U, Lindgren E, et al. Clinical testing for mutations in the MEN1 gene in Sweden: a report on 200 unrelated cases. J Clin Endocrinol Metab 2007; 92: 3389-3395

4) Molatore S, Marinoni I, Lee M, et al. A novel germline CDKN1B mutation causing multiple endocrine tumors: clinical, genetic and functional characterization. Hum Mutat 2010; 31: E1825-1835.
5) Pellegata NS, Quintanilla-Martinez L, Siggelkow H, et al. Germ-line mutations in 27 Kip1 cause a multiple endocrine neoplasia syndrome in rats and humans. 2006; 103: 15558-15563.
6) Agarwal SK, Mateo CM, Marx SJ. Rare germline mutations in cyclin-dependent kinase inhibitor genes in multiple endocrine neoplasia type 1 and related states. J Clin Endocrinol Metab 2009; 94: 1826-1834.
7) Hai N, Aoki N, Shimatsu A, et al. Clinical features of multiple endocrine neoplasia type 1 (MEN1) phenocopy without germline MEN1 gene mutations: analysis of 20 Japanese sporadic cases with MEN1. Clin Endocrinol (Oxf) 2000; 52: 509-518.

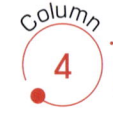

Column 4　*MEN1* 遺伝学的検査実施施設，手続きについて

MEN1 遺伝学的検査は国内外でいくつかの民間検査機関が受託している。下記が参照できる。

● (株)ファルコバイオシステムズ

http://www.falco-genetics.com/gene_analysis/tumor_gene/men1.html

● (株)エスアールエル

http://www.srl.info/index.php

● GeneTests[TM]

http://www.ncbi.nlm.nih.gov/sites/GeneTests/lab/clinical_disease_id/2073?db=genetests

30 施設が Laboratories offering clinical testing for MEN1 として登録されている。Deletion/duplication analysis，Linkage analysis や prenatal diagnosis を提供している施設もある（ただし，日本では出生前診断の対象とは一般的に考えられていない）。

● Gendia

http://www.gendia.net/tests_tab1.html

CQ 25 リスクのある血縁者に対する *MEN1* 遺伝学的検査の施行時期は？

推奨

▶ 5歳以上（グレード B）

解説

5歳での発症も報告されていることから，MEN1家系のat risk者のサーベイランスはこの年齢から実施することが望まれる[1)～3)]。したがって，不必要なサーベイランスを行わないためにも，この年齢での*MEN1*遺伝学的検査が望まれる。すでに5歳以上に達しているMEN1家系のat risk者については*MEN1*遺伝学的検査が考慮される[4)5)]。

変異保持者の浸透率は20歳で50％，40歳で95％に達する[1)2)6)]。

■ 文献

1) Brandi ML, Gagel RF, Angeli A, et al. Guidelines for diagnosis and therapy of MEN type 1 and type 2. J Clin Endocrinol Metab 2001; 86: 5658-5671.
2) Thakker RV. Multiple Endocrine Neoplasia Type 1. In: De Groot L, Jameson JL, ed Endocrinology 6th Edition Philadelphia Elsevier 2010; 2719-2741.
3) Stratakis CA, Schussheim DH, Freedman SM, et al. Pituitary macroadenoma in a 5-year-old: an early expression of multiple endocrine neoplasia type 1. J Clin Endocrinol Metab 2000; 85: 4776-4780.
4) Burgess JR, Nord B, David R, et al. Phenotype and phenocopy: the relationship between genotype and clinical phenotype in a single large family with multiple endocrine neoplasia type 1 (MEN 1). Clin Endocrinol (Oxf) 2000; 53: 205-211.
5) Newey PJ, Jeyabalan J, Walls GV, et al. Asymptomatic children with multiple endocrine neoplasia type 1 mutations may harbor nonfunctioning pancreatic neuroendocrine tumors. J Clin Endocrinol Metab 2009; 94: 3640-3646.
6) Machens A, Schaaf L, Karges W, et al. Age-related penetrance of endocrine tumours in multiple endocrine neoplasia type 1 (MEN1): a multicentre study of 258 gene carriers. Clin Endocrinol (Oxf) 2007; 67: 613-622.

4. 治 療

a. 副甲状腺機能亢進症

CQ 26 MEN1における原発性副甲状腺機能亢進症に対する手術適応は？

推奨

▶ 散発性の原発性副甲状腺機能亢進症症例の手術適応と同様である（グレードC1）。

▶ Zollinger-Ellison症候群を合併している場合（グレードB）。

解説

散発性の症例では，線維性骨炎（骨型）や尿路結石（結石型）を呈するいわゆる症候性の症例は，手術適応である。また，無症候性の症例では，Guidelines for parathyroid surgery in asymptomatic primary hyperparathyroidism from the NIH Workshop of 2008 を参考に決定する[1]。すなわち，

1. 高カルシウム血症
   血清カルシウム値が，正常上限より1.0 mg/dL（0.25 mmol/L）上昇した場合
2. クレアチニンクリアランス低下
   60 mL/min/1.73 m^2 以下の場合
3. 骨量の低下
   T score で -2.5 SD 以上の低下（股関節，椎骨，橈骨）あるいは脆弱性骨折の存在
4. 50歳以下の症例
5. 定期的な経過観察が困難であるか患者が希望しない場合
6. 上記いずれかに該当する場合は，手術候補として考慮する

MEN1の原発性副甲状腺機能亢進症は軽度の高カルシウム血症を呈しながら長期間進行しない例もあり，特に若年者では手術のタイミングに迷う場合も少なくない。しかしMEN1の場合，若年から骨密度低下が顕著な場合が多く，積極的に手術を考慮する根拠となる。副甲状腺手術によって，高カルシウム血症が改善されると，高ガストリン血症も改善することが多い[2]。

文献

1) VanderWalde LH, Haigh PI. Surgical approach to the patient with familial hyperparathyroidism. Curr Treat Options Oncol 2006; 7: 326-333.

2) Norton JA, Venzon DJ, Berna MJ, et al. Prospective study of surgery for primary hyperparathyroidism (HPT) in multiple endocrine neoplasia-type 1 (MEN1), and Zollinger-Ellison syndrome (ZES): long-term outcome of a more virulent form of HPT. Ann Surg 2008; 247 (3): 501-510.

CQ 27 MEN1 における原発性副甲状腺機能亢進症に対する術式は？

推 奨

▶ 副甲状腺全摘自家移植あるいは副甲状腺亜全摘を行う（グレード B）。

▶ 副甲状腺単腺切除は推奨されない（グレード C2）。

▶ 副甲状腺手術の際に頸部胸腺を合併切除する（グレード B）。

▶ 縦隔内副甲状腺腫については散発性と同様の手術適応に準ずる（グレード B）。

解 説

　MEN1 の原発性副甲状腺機能亢進症は多腺性病変を呈し，病理学的には基本的に過形成を示す。副甲状腺は同様に腫大してくるわけではなく，その大きさは副甲状腺ごとにさまざまであり，変化に富んでいる。1 腺しか腫大していない場合は，MEN1 と気づかずに散発性と考えて単腺切除のみが行われてしまう可能性がある。

　術式としては，腫大腺のみを選択して摘出する術式（副甲状腺単腺切除），副甲状腺を 3 腺～3.5 腺切除して 0.5～1 腺は血流を温存したまま頸部に残しておく副甲状腺亜全摘，副甲状腺を全摘してその一部（50 mg 程）を前腕皮下筋肉内に移植する術式（副甲状腺全摘自家移植）がある。副甲状腺単腺切除は，術後副甲状腺機能低下症をきたさないが，高カルシウム血症が存続し，遺残副甲状腺による高カルシウム血症再発が約半数の症例に認められるため，推奨できない[1～3]。副甲状腺亜全摘と副甲状腺全摘自家移植は，いずれも術後高カルシウム血症の存続率は 0～4％と低く，再発率も 4～20％と予後に大きな差はない[1]～[7]。違いとしては術後永久性副甲状腺機能低下症をきたす可能性が副甲状腺亜全摘では 1～2％であるが，副甲状腺全摘自家移植では 10～30％と高いことである[1)2]。術式選択にあたっては，術者の経験によるところが大きいが，再発時の頸部再手術の可能性など患者の希望も入れて選択することになろう。手術の成功率を高めるために，術中インタクト PTH 測定やラジオガイド下副甲状腺摘出などの補助的方法が用いられており，有用性が高い。

　頸部胸腺内に副甲状腺腫が比較的高率に認められるため，頸部胸腺はルーチンに合併切除しておくことが強く勧められる[8]。頸部胸腺切除だけでは，将来の胸腺神経内分泌腫瘍の発生を減じることはあまり期待できない。

　縦隔内副甲状腺腫については，術前の画像診断で明らかな副甲状腺腫が存在する場合にのみ手術適応があり，術式は散発性の縦隔内副甲状腺腫に準ずる。

■ 文　献

1) Stalberg P, Carling T. Familial parathyroid tumors: diagnosis and management. World J Surg 2009; 33: 2234-2243.
2) VanderWalde LH, Haigh PI. Surgical approach to the patient with familial hyperparathyroidism. Curr Treat Options Oncol 2006; 7: 326-333.
3) Waldmann J, López CL, Langer P, et al. Surgery for multiple endocrine neoplasia type 1-associated primary hyperparathyroidism. Br J Surg 2010; 97: 1528-1534.
4) Melck AL, Carty SE, Seethala RR, et al. Recurrent hyperparathyroidism and forearm parathyromatosis after total parathyroidectomy. Surgery 2010; 148: 867-873.
5) Salmeron MD, Gonzalez JM, Sancho Insenser J, et al. Causes and treatment of recurrent hyperparathyroidism after subtotal parathyroidectomy in the presence of multiple endocrine neoplasia 1. World J Surg 2010; 34: 1325-1331.
6) Tonelli F, Marcucci T, Fratini G, et al. Is total parathyroidectomy the treatment of choice for hyperparathyroidism in multiple endocrine neoplasia type 1? Ann Surg 2007; 246: 1075-1082.
7) Arnalsteen LC, Alesina PF, Quiereux JL, et al. Long-term results of less than total parathyroidectomy for hyperparathyroidism in multiple endocrine neoplasia type 1. Surgery 2002; 132: 1119-1124.
8) Powell AC, Alexander HR, Pingpank JF, et al. The utility of routine transcervical thymectomy for MEN1 related hyperparathyroidism. Surgery 2008; 144: 878-883.

CQ28 MEN1 における原発性副甲状腺機能亢進症に対する手術以外の治療は？

推奨

▶ （再）手術が困難な状態の患者に限り，代替療法としてエタノール注入やシナカルセット，またはソマトスタチンアナログ等の選択がある（グレード C1）。

解説

　MEN1 の原発性副甲状腺機能亢進症に対する治療は手術が原則である。手術以外の内科的治療に関する文献は少ない。また手術が困難な症例はごく限られる。

　エタノール注入療法（ethanol ablation）には，後ろ向き症例集積研究がある。それによると，原発性副甲状腺機能亢進症に対して亜全摘術を受けた既往があり，臨床的に再発を認め超音波検査で腫瘤を確認された 22 人に対して施行された。6 年間で合計 41 回の ablation を施行しており，ablation の前後では血清カルシウム値が中央値で 10.6 mg/dL から 9.4 mg/dL へと改善を認めた。しかし，初回の ablation 後の再発率は 11 人（50％）と高く，追加の ablation が必要であった。合併症は，1 年以上の副甲状腺機能低下が 1 人（4.5％）に認められている。永久的反回神経麻痺は認めなかった[1]。

　シナカルセットによる治療に関しても，後ろ向き症例集積研究があり，MEN1 患者 8 人（2 人は非手術，6 人は再発）の報告がある。いずれの患者も血清カルシウム，リン，インタクト PTH の値はシナカルセットの投与前後で有意に変化したが，尿中カルシウム値には変化を認めなかった[2]。症例報告では，30 代女性の原発性副甲状腺機能亢進症の術後再発症例に対してシナカルセットを投与した報告がある。シナカルセット投与後 1 年で血清カルシウム値は投与前が 10 mg/dL 台後半であったものが 10 mg/dL 台前半と，わずかな改善を認めた。しかし骨密度は改善率が高く，腰椎で 4.7％，大腿骨頸部で 17.8％の改善を認めた[3]。

　ソマトスタチンアナログ治療には前向き症例集積報告があるが，やはり対象が 8 人と少ない。長時間作用型オクトレオチド（long-acting octreotide；OCR-LAR）30 mg を 4 週間毎に投与し，6 カ月後に評価している。血清カルシウム値は 75％，尿中カルシウム値は 62.5％の正常化を認めたという。しかし全例に膵内分泌腫瘍を合併しており，その種類は不明である。カルシウム動態の改善が，OCR-LAR による膵内分泌腫瘍（特にホルモン産生腫瘍）への治療の間接的効果である可能性は否定できない[4]。

文献

1) Veldman MW, Reading CC, Farrell MA, et al. Percutaneous parathyroid ethanol ablation in patients with multiple endocrine neoplasia type 1. Am J Roentgenol 2008; 191: 1740-1744.
2) Moyes VJ, Monson JP, Chew SL, et al. Clinical use of cinacalcet in MEN 1 hyperparathyroidism. Int J Endocrinol 2011; 10: 157-171.
3) Falchetti A, Cilotti A, Vaggelli L, et al. A patient with MEN1-associated hyperparathyroidism, responsive to cinacalcet. Nat Clin Pract Endocrinol Metab 2008; 4: 351-357.

4) Faggiano A, Tavares LB, Tauchmanova L, et al. Effect of treatment with depot somatostatin analogue octreotide on primary hyperparathyroidism (PHP) in multiple endocrine neoplasia type 1 (MEN1) patients. Clin Endocrinol (Oxf) 2008; 69: 756-762.

CQ29 MEN1における原発性副甲状腺機能亢進症の予後は？

推奨

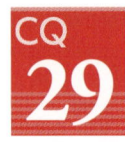

▶ 手術により，90％以上の症例において短期的に良好な予後（高カルシウム血症の改善）が期待できる（グレードB）。

▶ 一方で術後10年以上経過後も再発率が上昇する可能性があり，長期にわたる経過観察が必要である（グレードB）。

解説

MEN1における原発性副甲状腺機能亢進症の治療の目的は，血清カルシウム値の正常化である。それに対する最も確実な治療法は外科治療であり，主な術式としては副甲状腺全摘自家移植（＋胸腺舌部切除），副甲状腺亜全摘（3腺＋1/2腺摘除＋胸腺舌部切除）がある[1)~6)]。予後を「高カルシウム血症の改善」と定義した場合，その期間を含めて種々の報告がある。

平均観察期間5.7年の検討では，副甲状腺全摘自家移植または副甲状腺亜全摘が施行された症例の高カルシウム血症の改善（術後6カ月以上の血清カルシウム値正常化もしくは低カルシウム血症）の達成率は98％であった[7)]。しかし術後の経過を経時的に検討した報告では，副甲状腺亜全摘施行例での累積再発率は，観察期間2年で15％，4年で23％，8年で55％，8年以上で67％との報告がある[8)]。また術式別の無再発期間の検討では，副甲状腺全摘自家移植で16.5年，副甲状腺亜全摘で7年であり，ログランク検定で有意差をもって副甲状腺全摘のほうが予後良好なことが報告された[7)]。同様に副甲状腺全摘自家移植の10年無再発率は90％と良好な結果も報告されている[9)]。ただし累積再発率は観察期間が延びると上昇する傾向にあり，術後10年経過後も再発率は増加するという報告もある[10)]。長期観察例での再発の要因は温存腺腫大・異所性腺遺残・自家移植腺の腫大と考えられる[11)]。また亜全摘術後患者の再発要因を多変量解析にて検討したところ，両側胸腺切除施行例で再発が少なかったとの報告もある[12)]。

MEN1における原発性副甲状腺機能亢進症の予後は術式および観察期間により変化するものの，期待される予後を「高カルシウム血症の改善」と定義した場合，副甲状腺全摘自家移植（＋胸腺舌部切除）が最も良好である可能性が高い[4)6)9)]。しかし術後10年以上経過後も再発率が上昇するという報告もあり，長期にわたる経過観察が必要である。

文献

1) Arnalsteen LC, Alesina PF, Quiereux JL, et al. Long-term results of less than total parathyroidectomy for hyperparathyroidism in multiple endocrine neoplasia type 1. Surgery 2002; 132: 1119-1124.

2) Lambert LA, Shapiro SE, Lee JE, et al. Surgical treatment of hyperparathidoidism in patients with multiple endocrine neoplasia type 1. Arch Surg 2005; 140: 374-382.

3) Lee CH, Tseng LM, Chen JY, et al. Primary hyperparathyroidism in multiple endocrine neoplasia

type 1: individualized management with low reccurence rates. Arch Surg 2006; 13: 103-109.
4) Waldmann J, Lopez CL, Langer P, et al. Surgery for multiple endocrine neoplasia type 1-associated primary hyperparathyroidism. Br J Surg 2010; 97: 1528-1534.
5) Goudet P, Cougard P, Vergès B, et al. Hyperparathyroidism in multiple endocrine neoplasia type 1: surgical trends and results of a 256-patient series from Groupe D'etude des Néoplasies Endocriniennes Multiples Study Group. World J Surg 2001; 25: 886-890.
6) 三浦大周, 北川大, 鈴木規之, 他. 原発性副甲状腺機能亢進症 (PHPT) における病理学的副甲状腺過形成腺症例の長期予後. ホルモンと臨 2004; 52: 134-140.
7) Elaraj DM, Skarulis MC, Libutti SK, et al. Results of initial operation for hyperparathyroidism in patients with multiple endocrine neoplasia type 1. Surgery 2003; 134: 858-864.
8) Burgess JR, David R, Parameswaran V, et al. The outcome of subtotal parathyroidectomy for the treatment of hyperparathyroidism in multiple endocrine neoplasia type 1. Arch Surg 1998; 133: 126-129.
9) Tonelli F, Marcucci T, Fratini G, et al. Is total parathyroidectomy the treatment of choice for hyperparathyroidism in multiple endocrine neoplasia type 1? Ann Surg 2007; 246: 1075-1082.
10) Hubbard JG, Sebag F, Maweja S, et al. Subtotal parathyroidectomy as an adequate treatment for primary hyperparathyroidism in multiple endocrine neoplasia type 1. Arch Surg 2006; 141: 235-239.
11) Kivlen MH, Barlett DL, Libutti SK, et al. Reoperation for hyperparathyroidism in multiple endocrine neoplasia type 1. Surgery 2001; 130: 991-998.
12) Balsalobre Salmeron MD, Gonzalez JMR, Fornos JS, et al. Causes and treatment of recurrent hyperparathyroidism after subtotal parathyroidectomy in the presence of multiple endocrine neoplasia 1. World J Surg 2010; 34: 1325-1331.

b. 膵・消化管神経内分泌腫瘍

CQ 30 MEN1における膵・消化管神経内分泌腫瘍に対する手術適応は？

推奨

▶ 機能性腫瘍は手術適応である（グレードB）。

▶ 腫瘍径が20 mm以上の症例は積極的な外科治療が推奨される（グレードC1）。

▶ 10～20 mmの腫瘍については腫瘍の部位，数，患者の年齢，全身状態，本人の希望などを総合的に評価して判断する（グレードC1）。

▶ 肝転移に対しては肝機能が許す限り切除が推奨される（グレードB）。

▶ 腫瘍径10 mm未満の非機能性腫瘍は経過観察が推奨される（グレードC1）。

解説

MEN1の膵・消化管神経内分泌腫瘍（GEPNET）の治療は外科治療が第一選択である。MEN1に合併するGEPNETの特徴は，①多発性，②小病変，③肝転移の頻度が散発性GEPNETに比べて高い点であり，この特徴を考慮した合理的な外科治療が求められる[1)2)]。ガストリノーマやインスリノーマに代表される機能性GEPNETは原則として手術適応となる[1)2)]。MEN1のGEPNETのうちで非機能性GEPNETはガストリノーマと並んで頻度が高い[1)]。非機能性腫瘍の外科治療目的は悪性化の予防である。しかし，MEN1では生涯の間に腫瘍が異時性に再発することや，術後の糖尿病を含むQOL低下を考慮する必要がある[1)]。一般的には腫瘍径が1 cm未満の非機能性腫瘍は経過観察が推奨されているが，腫瘍径が1 cmを超える場合は手術を考慮する[3)]。GibrilらはMEN1ガストリノーマで経過観察を行った57症例のうち23%に肝転移をきたしたと報告している[4)]。またMEN1のガストリノーマ症例において積極的な外科治療を行った群の肝転移発生率が3～5%であるのに対し，保存的治療を行った群では23～29%に達したと報告されている[5)~7)]。肝切除はGEPNET肝転移に対する最も有効性の高い治療法であり，肝外転移を伴わない場合の肝切除後の5年生存率は61～79%，手術死亡率は約3%と報告されている[8)]。したがってGEPNETの予後を左右する肝転移に対する肝切除の役割は大きく，肝機能が許す限り積極的な切除を試みる必要がある[8)]。最近Imamuraら[2)]は良好な外科手術成績を報告し，海外でも同様の成績が示されており，特にMEN1のガストリノーマの治療は薬物によるホルモン抑制治療から，より積極的な外科治療へとシフトしつつある[1)]。

遠隔転移や腹膜播種を伴う GEPNET の手術適応は，個々の患者について判断する必要がある。可及的切除が可能な遠隔転移病巣や，切除することによってホルモン症状の緩和や圧迫症状・通過障害症状の改善が期待できる腹膜播種病巣は手術の適応となる[9]。

■文　献

1) 櫻井晃洋．MEN1 型の診断と治療．肝・胆・膵 2011; 63: 285-291.
2) Imamura M, Komoto I, Ota S, et al. Biochemically curative surgery for gastrinoma in multiple endocrine neoplasia type 1 patient. World J Gastroenterol 2011; 17: 1343-1353.
3) 今村正之．NET 臨床の変遷：局在診断法の進歩と病態解明．医のあゆみ 2008; 224: 753-756.
4) Gibril F, Venzon DJ, Ojeaburu JV, et al. Prospective study of the natural history of gastrinoma in patients with MEN1: definition of an aggressive and a nonaggressive form. J Clin Endocrinol Metab 2001; 86: 5282-5293.
5) Fraker DL, Norton JA, Alexander HR, et al. Surgery in Zollinger-Ellison syndrome alters the natural history of gastrinoma. Ann Surg 1994; 220: 320-330.
6) Norton JA, Fraker DL, Alexander HR, et al. Surgery increases survival in patients with gastrinoma. Ann Surg 2006; 244: 410-419.
7) Bartsch DK, Fendrich V, Langer P, et al. Outcome of duodenopancreatic resections in patients with multiple endocrine neoplasia type 1. Ann Surg 2005; 242: 757-766.
8) 工藤　篤，有井滋樹．神経内分泌腫瘍の肝転移に対する治療．肝・胆・膵 2011; 63: 317-326.
9) 河本　泉，粟根雅章，滝　吉郎，他．膵 NET に対する外科治療．肝・胆・膵 2011; 63: 301-309.

CQ 31 MEN1 における膵・消化管神経内分泌腫瘍に対する術式は？

推奨

▶ MEN1 の膵・消化管神経内分泌腫瘍は多発性の小腫瘍が多く，肝転移の頻度も増加するため，術式の決定には腫瘍の数と局在を考慮する（グレード C1）。

▶ 膵神経内分泌腫瘍の腫瘍多発例では可能な限り膵全摘術を回避する（グレード C1）。

▶ 肝転移症例に対する積極的な肝切除術は，予後向上に寄与する（グレード C1）。

解説

　MEN1 を有する膵・消化管神経内分泌腫瘍（GEPNET）は小病変が同時性・異時性に多発する傾向にあり，肝転移の頻度が散発性 GEPNET に比べて高い。また，ガストリノーマは十二指腸から発生することが多く，他の膵神経内分泌腫瘍は膵原発であることが多い。したがって外科治療成績向上のためには，こうした特徴を考慮した合理的な手術術式の選択が求められる[1,2]。十二指腸に発生するガストリノーマに対する根治術として従来は膵頭十二指腸切除（pancreaticoduodenectomy；PD）が行われてきたが[3,4]，近年は PD より低侵襲で PD と同等の長期予後が期待できる膵温存十二指腸全摘術の有用性が提唱されている[2]。

　MEN1 の GEPNET は異時性・多発性である場合が多い点を考慮して，これまで残膵機能を温存した術式が選択され，膵腫瘍多発例に対する膵全摘術は，術後の重篤な膵性糖尿病も考慮して，回避される傾向にあった[5]。しかし，近年膵全摘術の外科治療成績は安定してきており，膵頭部から膵体尾部に散在する多発病変に対しては長期予後向上を目指し，適応を選択して膵全摘術を行う施設が増加してきている[6,7]。肝転移症例に対しては原発巣の根治切除が得られる耐術可能症例では積極的な肝切除が推奨されており，根治的肝切除だけでなく，減量目的の肝切除による長期予後向上も期待される[8]。また，海外では症例を選択して肝移植が行われ，比較的良好な手術成績が得られている。5 年生存率は肝外転移を伴う肝切除は約 60％，肝外転移なしの肝切除は 61〜79％である。また，肝移植の 5 年生存率は 44％との報告がある[9]。

■ 文　献

1) 櫻井晃洋．MEN1 型の診断と治療．肝・胆・膵 2011; 63: 285-291.
2) Imamura M, Komoto I, Ota S, et al. Biochemically curative surgery for gastrinoma in multiple endocrine neoplasia type 1 patient. World J Gastroenterol 2011; 17: 1343-1353.
3) 今村正之．NET 臨床の変遷：局在診断法の進歩と病態解明．医のあゆみ 2008; 224: 753-756.
4) Bartsch DK, Fendrich V, Langer P, et al. Outcome of duodenopancreatic resections in patients with multiple endocrine neoplasia type 1. Ann Surg 2005; 242: 757-766.
5) 河本　泉，粟根雅章，滝　吉郎，他．膵 NET に対する外科治療．肝・胆・膵 2011; 63: 301-309.

6) Maeda H, Hanazaki K. Pancreatogenic diabetes after pancreatic resection. Pancreatology 2011; 11: 268-276.
7) Jethwa P, Sodergren M, Lala A, et al. Diabetic control after total pancreatectomy. Dig Liver Dis 2006; 38: 415-419.
8) Steinmüller T, Kianmanesh R, Falconi M, et al; Frascati Consensus Conference participants. Consensus guidelines for the management of patients with liver metastases from digestive (neuro) endocrine tumors: foregut, midgut, hindgut, and unknown primary. Neuroendocrinology 2008; 87: 47-62.
9) 工藤　篤, 有井滋樹. 神経内分泌腫瘍の肝転移に対する治療. 肝・胆・膵 2011; 63: 317-326.

CQ32 MEN1における膵・消化管神経内分泌腫瘍に対する手術以外の治療は？

推奨

▶ 臨床症状の改善と腫瘍増殖抑制にオクトレオチドが有効である（グレードB）。

▶ 分子標的薬のエベロリムスが無増悪期間の延長に有効である（グレードB）。

▶ 標準化学療法としてストレプトゾシンとドキソルビシンあるいは5-FUとの併用療法が有効である（グレードB）。

▶ 分子標的薬のスニチニブによる生存期間の延長が示されている（グレードB）。

解説

MEN1に伴う膵・消化管神経内分泌腫瘍（GEPNET）は，通常型の膵癌のような激しい転帰をとらず，非MEN1のGEPNETと比較しても緩徐な経過をとることが多いが，一部は肝転移をきたし，生命予後を決定する。GEPNETの治療は外科的切除が唯一の根治的治療であるが[1)2)]，切除不能な進行性GEPNETに対しては抗腫瘍薬，局所療法，支持療法が考慮される。その適応は基本的に非MEN1のGEPNETと同様である[1)2)]。

抗腫瘍薬による主な治療はホルモン過剰分泌による臨床症状の改善と腫瘍増殖抑制である。臨床症状の改善薬としてオクトレオチドが有効であることは明らかであったが[3)〜6)]，ランダム化比較試験において（PROMID試験）[3)]，オクトレオチドの腫瘍増殖抑制効果が証明された。また腫瘍増殖抑制の治療では標準化学療法としてストレプトゾシンとドキソルビシンあるいは5-FUとの併用療法が推奨されている[7)8)]。最近，分子標的薬であるスニチニブ[9)]とエベロリムス[10)]の有効性が証明された。チロシンキナーゼ阻害薬であるスニチニブは，細胞増殖シグナル阻害により，腫瘍細胞の増殖抑制と血管新生を阻害し，腫瘍増殖を抑制する。最近の進行性膵神経内分泌腫瘍（進行性膵NET）患者を対象に行われた大規模試験においてスニチニブはプラセボ群に比較して無増悪生存期間が約2.1倍に延長した（11.4カ月 vs 5.5カ月）[9)]。ただし，GEPNETに対するスニチニブは保険適用となっていない。また，m-TOR阻害薬であるエベロリムスは進行性膵NETにおける無増悪生存期間中央値をプラセボ群に比べて2.4倍に延長させ（11.0カ月 vs 4.6カ月）[10)]，切除不能な進行性GEPNETに対する投与が保険適用となった。

局所療法として欧米ではソマトスタチン受容体（SSTR）を標的にした放射線治療PRRT（peptide receptor radionucleotide therapy）が試みられており，奏効率が高い症例も報告されているが[2)11)]，わが国ではまだ使用できない。また，肝転移に対する手術以外の治療法としてTAE（肝動脈塞栓術），RFA（ラジオ波凝固療法）が行われている[11)]。

■ 文 献

1) 奥坂拓志. 膵内分泌腫瘍における新規治療の展望. 肝・胆・膵 2011; 63: 327-331.
2) 泉山 肇, 平田結喜緒. P-NET の内科的治療と効果判定. 肝・胆・膵 2011; 63: 311-316.
3) Rinke A, Müller HH, Schade-Brittinger C, et al. Placebo-controlled, double-blind, prospective randomized study on the effect of octreotide LAR in the control of tumor growth in patients with metastatic neuroendocrine midgut tumors: a report from the PROMID study group. J Ciln Oncol 2009; 27: 4656-4663.
4) Tomassetti P, Milgliori M, Corinaldesi R, et al. Treatment of gastroenteropancreatic neuroendocrine tumours with octreotide LAR. Aliment Pharmacol Ther 2000; 14: 557-560.
5) Faggiano A, Tavares LB, Tauchmanova L, et al. Effect of treatment with depot somatostatin analogue octreotide on primary hyperparathyroidism (PHP) in multiple endocrine neoplasia type 1 (MEN1) patients. Clin Endocrinol 2008; 69: 756-762.
6) Modlin IM, Pavel M, Kidd M, et al. Review article: somatostatin analogues in the treatment of gastroenteropancreatic neuroendocrine (carcinoid) tumours. Aliment Pharmacol Ther 2010; 31: 169-188.
7) Moertel CG, Lefkopoulo M, Lipsitz S, et al. Streptozocin-doxorubicin, streptozocin-fluorouracil, or chlorozotocin in the treatment of advanced islet-cell carcinoma. N Engl J Med 1992; 326: 519-523.
8) Engstrom PF, Lavin PT, Moertel CG, et al. Streptozocin plus fluorouracil versus doxorubicin therapy for metastatic carcinoid tumor. J Clin Oncol 1984; 2: 1255-1259.
9) Raymond E, Dahan L, Raoul JL, et al. Sunitinib malate for the treatment of pancreatic neuroendocrine tumors. N Engl J Med 2011; 364: 501-513.
10) Yao JC, Shah MH, Ito T, et al; RAD001 in advanced neuroendocrine tumors, third trial (RADIANT-3) study group. Everolimus for advanced pancreatic neuroendocrine tumors. N Engl J Med 2011; 364: 514-523.
11) 工藤 篤, 有井滋樹. 神経内分泌腫瘍の肝転移に対する治療. 肝・胆・膵 2011; 63: 317-326.

CQ 33 MEN1における膵・消化管神経内分泌腫瘍の予後は？

推奨

▶ 遠隔転移の有無が生命予後の最大決定要因である（グレードB）。

▶ 非機能性腫瘍では腫瘍径の増大に伴って肝転移のリスクが高まる（グレードB）。

解説

MEN1における膵・消化管神経内分泌腫瘍（GEPNET）は，散発性GEPNETに比べて肝転移の頻度が高いことが特徴である[1]。MEN1の非機能性膵神経内分泌腫瘍は2～3cmの場合，3～5年間の経過観察で23％が肝転移をきたし，さらにその5％が死亡したと報告されている[2]。また，ガストリノーマの症例において積極的な外科治療を行った群の肝転移発生率が3～5％であるのに対し，保存的治療を行った群では23～29％の症例に肝転移をきたしたとの報告されている[3〜5]。肝転移をきたすとその予後は5年以内とされる[6]。

Deanら[7]は，MEN1の予後検討でMEN関連死した症例17例中10例が膵腫瘍の転移により死亡したと報告している。また，Glascockら[8]はMEN1関連死を17.6％に認め，その平均は50歳であったとしており，6例中5例が膵内分泌癌であり，その平均生存期間は3.8年（2～9年）であった。鈴木[9]は，膵内分泌腫瘍の5年生存率，10年生存率をそれぞれ80％，75％と報告している。

Goudetらはフランス・ベルギーの患者レジストリーのデータから，死亡患者の71.4％が関連腫瘍によるものであり，個々の腫瘍の相対死亡リスクを表1のように報告しており[10]，インスリノーマを除くGEPNETと胸腺腫瘍が死亡リスクを高めている。

表1 MEN1関連腫瘍による相対死亡リスク

腫　瘍	死亡リスク（ハザード比）	p値
胸腺腫瘍	4.64	0.002
グルカゴン/VIP/ソマトスタチン産生腫瘍	4.29	0.005
非機能性膵神経内分泌腫瘍	3.43	0.001
ガストリノーマ	1.89	0.022
副腎腫瘍	1.72	0.064
気管支腫瘍	1.55	0.332
下垂体腫瘍	1.17	0.536
インスリノーマ	0.85	0.679

■ 文献

1) 櫻井晃洋．MEN1型の診断と治療．肝・胆・膵 2011; 63: 285-291.
2) Gibril F, Venzon DJ, Ojeaburu JH, et al. Prospective study of the natural history of gastrinoma

in patients with MEN1: definition of an aggressive and a nonaggressive form. J Clin Endocrinol Metab 2001; 86: 5282-5293.
3) Fraker DL, Norton JA, Alexander HR, et al. Surgery in Zollinger-Ellison syndrome alters the natural history of gastrinoma. Ann Surg 1994; 220: 320-330.
4) Norton JA, Fraker DL, Alexander HR, et al. Surgery increases survival in patients with gastrinoma. Ann Surg 2006; 244: 410-419.
5) Bartsch DK, Fendrich V, Langer P, et al. Outcome of duodenopancreatic resections in patients with multiple endocrine neoplasia type 1. Ann Surg 2005; 242: 757-766.
6) 今村正之. NET 臨床の変遷：局在診断法の進歩と病態解明. 医のあゆみ 2008; 224: 753-756.
7) Dean PG, van Heerden JA, Farley DR, et al. Are patients with multiple endocrine neoplasia type I prone to premature death？ World J Surg 2000; 24: 1437-1441.
8) Glascock MJ, Carty SE. Multiple endocrine neoplasia type 1：fresh perspective on clinical features and penetrance. Surg Oncol 2002; 11: 143-150.
9) 鈴木眞一. Multiple endocrine neoplasia type1（MEN1）：診断・治療から遺伝子カウンセリングまで. 内分泌外科 2008; 25: 81-88.
10) Goudet P, Murat A, Binquet C, et al. Risk factors and causes of death in MEN1 disease. A GTE（Groupe d'Etude des Tumeurs Endocrines）cohort study among 758 patients. World J Surg 2010; 34: 249-255.

c. 下垂体腫瘍

CQ 34 MEN1 における下垂体腫瘍に対する手術適応は？

推奨

▶ 散発性下垂体腺腫と同様の手術適応を想定してよい（グレード C1）。

解説

　MEN1 の下垂体腺腫は生物学的に散発例と大きな差異はなく[1〜3]，手術適応に関して両者はほぼ同等と考えてよい。ほとんどの腺腫は良性で成長速度も遅い。ホルモン非産生の下垂体腺腫すなわち非機能性腺腫では，頭痛や視野狭窄などの症候があれば外科的摘出を勧める。一方，小型（1 ないし 2cm 以下）でかつ無症候であれば MRI による経過観察が推奨される。ホルモン産生下垂体腺腫（機能性腺腫）のうちプロラクチン（PRL）産生下垂体腺腫（プロラクチノーマ）であれば，カベルゴリンなどのドーパミン作動薬による薬物治療が第一選択であるが，薬物治療抵抗例や薬物の副作用のある例には手術を勧める。PRL 産生下垂体腺腫以外の機能性腺腫〔成長ホルモンや副腎皮質刺激ホルモン（ACTH）産生性腺腫〕では手術を勧める。

　MEN1 の下垂体腺腫は散発例に比べ，患者年齢はより若年齢で，より大きく，組織学的浸潤性が高いとする報告がある[4,5]。術後の再発率が高い可能性があり，MRI による綿密な術後経過観察が大切である。MEN1 の機能性腺腫において，術後の過剰ホルモンの正常化率が散発例に比べて低いとする報告がある[1]。

■ 文 献

1) Pieterman CR, Vriens MR, Dreijerink KM, et al. Care for patients with multiple endocrine neoplasia type 1: the current evidence base. Fam Cancer 2011; 10: 157-171.
2) Powell AC, Libutti SK. Multiple endocrine neoplasia type 1: clinical manifestations and management. Cancer Treat Res 2010; 153: 287-302.
3) 酒井圭一, 村岡尚, 八子武裕, 他. 多発性内分泌腫瘍症 1 型に伴う下垂体腺腫の手術治療経験. 日内分泌会誌 2009; 85 suppl: 124-126.
4) Trouillas J, Labat-Moleur F, Sturm N, et al. Pituitary tumors and hyperplasia in multiple endocrine neoplasia type 1 syndrome (MEN1): a case-control study in a series of 77 patients versus 2509 non-MEN1 patients. Am J Surg Pathol 2008; 32: 534-543.
5) Vergès B, Boureille F, Goudet P, et al. Pituitary disease in MEN type 1 (MEN1): data from the France-Belgium MEN1 multicenter study. J Clin Endocrinol Metab 2002; 87: 457-465.

CQ 35　MEN1 における下垂体腫瘍に対する術式は？

推奨

▶ 散発性下垂体腺腫に対する術式と同等である。すなわち，ほとんどの例に経鼻的（経蝶形骨洞的）腫瘍摘出術を適用する（グレード C1）。

解説

　術式の選択に関しては，散発性下垂体腺腫と同様に考えてよい[1〜3]。トルコ鞍内に限局する腺腫，ないし鞍拡大を伴う腺腫であれば，鼻腔ないし口唇下の粘膜を切開し，粘膜下にトルコ鞍に到達して腫瘍を摘出する。すべての手技を手術用顕微鏡下に行う方法と，一部ないし全部の手技を内視鏡下に行う方法がある。両手術法は，ともに蝶形骨洞を経由してトルコ鞍内の腫瘍を摘出するという基本は同一で，本質的な差異はない。ダンベル状腺腫，分葉状腺腫，蝶形骨洞の活動性感染症，海綿静脈洞部内頸動脈の左右接近例などでは開頭術が適用される。MEN1 腺腫の摘出に際しては，散発例より浸潤性が高いとの報告もあり[4,5]，再発予防のため境界領域を含めた腫瘍摘出が考慮される。

文献

1) Pieterman CR, Vriens MR, Dreijerink KM, et al. Care for patients with multiple endocrine neoplasia type 1: the current evidence base. Fam Cancer 2011; 10: 157-171.
2) Powell AC, Libutti SK. Multiple endocrine neoplasia type 1: clinical manifestations and management. Cancer Treat Res 2010; 153: 287-302.
3) 酒井圭一, 村岡尚, 八子武裕, 他. 多発性内分泌腫瘍症1型に伴う下垂体腺腫の手術治療経験. 日内分泌会誌 2009; 85 suppl: 124-126.
4) Trouillas J, Labat-Moleur F, Sturm N, et al. Pituitary tumors and hyperplasia in multiple endocrine neoplasia type 1 syndrome (MEN1): a case-control study in a series of 77 patients versus 2509 non-MEN1 patients. Am J Surg Pathol 2008; 32: 534-543.
5) Vergès B, Boureille F, Goudet P, et al. Pituitary disease in MEN type 1 (MEN1): data from the France-Belgium MEN1 multicenter study. J Clin Endocrinol Metab 2002; 87: 457-465.

CQ36 MEN1 における下垂体腫瘍に対する手術以外の治療は？

推奨

▶ プロラクチン産生腫瘍にはドーパミン作動薬が用いられる（グレード B）。

▶ 非機能性で視野障害や頭痛がない場合は経過観察を行う（グレード C1）。

▶ 再発症例などでは放射線治療も行う（グレード C1）。

解説

MEN1 の下垂体腫瘍に対する手術以外の治療法については非 MEN1 症例の下垂体腫瘍と同様である[1]。下垂体腫瘍ではプロラクチン産生腫瘍の症例が最も多く，ドーパミン作動薬が用いられる。視神経圧迫をきたしている症例やドーパミン作動薬抵抗例では手術を考慮する。非機能性腫瘍については経過観察が推奨されるが，過去の報告では手術例や放射線療法を受けた例も多い[2〜5]。成長ホルモン（GH）産生腫瘍は手術療法が第一選択の治療として勧められ，ソマトスタチン製剤や GH 受容体作動薬（ペグビソマント），放射線療法が二次治療として考慮される[6]。Cushing 病も手術療法が勧められる。

■ 文 献

1) Brandi ML, Gagel RF, Angeli A, et al. Guidelines for diagnosis and therapy of MEN type 1 and type 2. J Clin Endocrinol Metab 2001; 86: 5658-5671.
2) Verges B, Boureille F, Goudet P, et al. Pituitary disease in MEN type 1 (MEN1): data from the France-Belgium MEN1 multicenter study. J Clin Endocrinol Metab 2002; 87: 457-465.
3) Vierimaa O, Ebeling TM, Kytölä S, et al. Multiple endocrine neoplasia type 1 in Northern Finland; clinical features and genotype-phenotype correlation. Eur J Endocrinol 2007; 157: 285-294.
4) O'Brien T, O'Riordan DS, Gharib H, et al. Results of treatment of pituitary disease in multiple endocrine neoplasia, type I. Neurosurgery 1996; 39: 273-278.
5) Burgess JR, Shepherd JJ, Parameswaran V, et al. Spectrum of pituitary disease in multiple endocrine neoplasia type 1 (MEN 1): clinical, biochemical, and radiological features of pituitary disease in a large MEN 1 kindred. J Clin Endocrinol Metab 1996; 81: 2642-2646.
6) Pieterman CR, Vriens MR, Dreijerink KM, et al. Care for patients with multiple endocrine neoplasia type 1: the current evidence base. Fam Cancer 2011; 10: 157-171.

CQ 37　MEN1における下垂体腫瘍の予後は？

推奨

▶ 下垂体腫瘍を原因とする死亡は少ない（グレード B）。

▶ プロラクチン産生腫瘍はドーパミン作動薬，非機能性では経過観察で安定している症例も多い（グレード C1）。

▶ プロラクチン産生腫瘍は散発性のものと比較してドーパミン作動薬に抵抗性のものが多い（グレード C1）。

▶ ホルモン産生の正常化例が散発例と比較して少ない（グレード C1）。

解説

わが国のデータベースに登録された560例のMEN1患者のうち36例がすでに死亡しているが，下垂体腫瘍が原因との記載はない[1]。また，海外の258例のMEN1患者では下垂体腫瘍が死因になった症例はないが，他の報告では324例の経過観察期間の中央値11.4年で4人が死亡し，うち1名が下垂体腫瘍による死亡であった[2,3]。また，治療後に悪化し放射線療法が追加された症例も報告されている[3-5]。治療効果ではプロラクチン産生腫瘍のホルモンの正常化が40％前後と低い[3]。

総じて，ホルモン産生が完全に制御できる例が散発例と比較すると少なく，治療後に残存下垂体から再発する例もあり注意が必要である[6,7]。

文献

1) Sakurai A, Suzuki S, Kosugi S, et al. Multiple endocrine neoplasia type 1 in Japan: Establishment and analysis of a multicentre database. Clin Endocrinol (Oxf) 2012; 76: 533-539.
2) Machens A, Schaaf L, Karges W, et al. Age-related penetrance of endocrine tumours in multiple endocrine neoplasia type 1 (MEN1): a multicentre study of 258 gene carriers. Clin Endocrinol (Oxf) 2007; 67: 613-622.
3) Vergès B, Boureille F, Goudet P, et al. Pituitary disease in MEN type 1 (MEN1): data from the France-Belgium MEN1 multicenter study. J Clin Endocrinol Metab 2002; 87: 457-465.
4) O'Brien T, O'Riordan DS, Gharib H, et al. Results of treatment of pituitary disease in multiple endocrine neoplasia, type I. Neurosurgery 1996; 39: 273-278.
5) Burgess JR, Shepherd JJ, Parameswaran V, et al. Spectrum of pituitary disease in multiple endocrine neoplasia type 1 (MEN 1): clinical, biochemical, and radiological features of pituitary disease in a large MEN 1 kindred. J Clin Endocrinol Metab 1996; 81: 2642-2646.
6) Brandi ML, Gagel RF, Angeli A, et al. Guidelines for diagnosis and therapy of MEN type 1 and type 2. J Clin Endocrinol Metab 2001; 86: 5658-5671.
7) Pieterman CR, Vriens MR, Dreijerink KM, et al. Care for patients with multiple endocrine neoplasia type 1: the current evidence base. Fam Cancer 2011; 10: 157-171.

d. その他の病変

CQ 38　MEN1におけるその他の病変に対する手術適応と術式は？

推奨

▶ 胸腺神経内分泌腫瘍は手術適応であり，胸腺全摘術を行う（グレード B）。

▶ 胃神経内分泌腫瘍も治療の適応がある。腫瘍の大きさによって治療方針は異なる。また小さな病変はガストリノーマ術後に消失することがある（グレード C1）。

▶ 機能性副腎腫瘍は手術適応である。小さな非機能性腫瘍は非手術・経過観察が可能であるが副腎癌を見逃さないことが大切である（グレード C1）。

▶ その他の随伴病変（甲状腺腫瘍，脂肪腫，血管線維腫）については一般的な手術適応に準ずる（グレード C1）。

解説

MEN1に伴う胸腺神経内分泌腫瘍（胸腺 NET）は再発しやすく，予後不良であるので早期診断と治療が肝要である。稀ながら多発することもあり[1]，胸腺全摘術を基本術式とするが局所浸潤やリンパ節転移の有無に応じて拡大術式を選択する必要がある。

Zollinger-Ellison 症候群に伴って発症する2型胃神経内分泌腫瘍（2型胃 NET）に対しては，萎縮性胃炎に伴う1型胃神経内分泌腫瘍（1型胃 NET）と同様，病変が1cm以下であれば内視鏡的摘除の適応である[2]。ただし，ガストリノーマの摘除によって高ガストリン血症が解消すると2型胃 NET は消失することがある。一方，大きな腫瘍や多発病変，周囲への浸潤例では拡大した外科治療を要することがある[3,4]。

副腎腫瘍の治療方針は非 MEN 症例と同様である。機能性であれば外科治療の適応があり患側の副腎摘除術を行う。小さな非機能性腫瘍は非手術・経過観察が可能であるが，MEN1での経過観察中に副腎癌が発症した例があり，腫瘍径3cm以上では外科治療を考慮すべきとの報告がある[5]。

その他の随伴病変（甲状腺腫瘍，脂肪腫，血管線維腫）については外科治療の適応を論じた報告はなく，一般的な手術適応に準ずるのが妥当である。

■ 文献

1) Kikuchi R, Mino N, Okamoto T, et al. Simultaneous double thymic carcinoids: a rare initial manifestation of multiple endocrine neoplasia type 1. Gen Thorac Cardiovasc Surg 2011; 59: 68-72.

2) Ramage JK, Ahmed A, Ardill J, et al; UK and Ireland Neuroendocrine Tumour Society. Guidelines for the management of gastroenteropancreatic neuroendocrine (including carcinoid) tumours (NETs). Gut 2012; 61: 6-32.

3) Akerström G, Hellman P. Surgery on neuroendocrine tumours. Best Pract Res Clin Endocrinol Metab 2007; 21: 87-109.
4) Norton JA, Melcher ML, Gibril F, et al. Gastric carcinoid tumors in multiple endocrine neoplasia -1 patients with Zollinger-Ellison syndrome can be symptomatic, demonstrate aggressive growth, and require surgical treatment. Surgery 2004; 136: 1267-1274.
5) Langer P, Cupisti K, Bartsch DK, et al. Adrenal involvement in multiple endocrine neoplasia type 1. World J Surg 2002; 26: 891-896.

Column 5　MEN1 胸腺の予防的切除術について

　MEN1 に伴う胸腺神経内分泌腫瘍（胸腺 NET）は予後不良であることから，原発性副甲状腺機能亢進症の手術の際に頸部操作で胸腺を予防的に摘除することを推奨する報告がある．これらの報告では特に胸腺 NET を発症しやすいとされる男性，喫煙者，胃 NET を伴う症例で予防的胸腺摘出術を勧めている．

　ただし，頸部操作のみで胸腺全摘を達成することは技術的には困難である．実際，副甲状腺手術の際に頸部胸腺摘除を施行したが，9 カ月後に大きな縦隔腫瘍（胸腺 NET）を発症した症例が報告されている．

　一方，頸部胸腺摘除術には副甲状腺病変の見逃しを防ぐ意義がある．

CQ 39 MEN1におけるその他の病変に対する手術以外の治療は？

推奨

▶ 手術以外の治療は限られている。MEN1 に特有の治療法はなく，各病変に応じた治療法に準じる（グレード C1）。

解説

胸腺（気管支）神経内分泌腫瘍〔胸腺（気管支）NET〕に対する治療効果の検証は症例集積報告や症例報告に限られている。機能性胸腺 NET に対する治療法としてインターフェロン α やソマトスタチンアナログの報告があり，症状改善率は 40～60％である[1,2]。非機能性の場合も含め，その他の治療法として放射線外照射や化学療法がある。化学療法はシスプラチン＋エトポシド，ストレプトゾシン＋ドキソルビシンなどが代表的レジメンであるが，確立されたものはない。近年，転移巣に対する内照射治療として ^{131}I-MIBG や peptide receptor radionuclide therapy with radiolabelled somatostatin analogues などが海外から報告されている。またチロシンキナーゼ阻害薬，m-TOR 阻害薬などの分子標的薬は奏効率 10～15％と報告されている[2,3]。なお，わが国ではこれらの治療法について保険適用は認められていない。

文献

1) Habbe N, Waldmann J, Bartsch DK, et al. Multimodal treatment of sporadic and inherited neuroendocrine tumors of the thymus. Surgery 2008; 144; 780-785.
2) Oberg K, Hellman P, Kwekkeboom D, et al; ESMO Guidelines Working Group. Clinical practice guidelines. Neuroendocrine bronchial and thymic tumors: ESMO clinical practice guidelines for diagnosis, treatment and follow-up. Ann Oncol 2010; 21 (suppl 5): v220-222.
3) Oberg K. Carcinoid tumors: molecular genetics, tumor biology, and update of diagnosis and treatment. Curr Opin Oncol 2002; 14: 38-45.

CQ 40　MEN1におけるその他の病変の予後は？

推奨

▶ 胸腺神経内分泌腫瘍は再発しやすく，予後が不良である（グレードB）。

▶ 非機能性で経過観察された小さな副腎腫瘍の多くは機能や大きさに変化を認めない。ただし副腎癌を発症した症例も報告されている（グレードC1）。

▶ ガストリノーマを伴う胃神経内分泌腫瘍随伴症例では，ガストリノーマ術後に消失することがある（グレードB）。

▶ 他の随伴病変（甲状腺腫瘍，脂肪腫，血管線維腫）については自然歴の報告はない。

解説

　胸腺神経内分泌腫瘍（胸腺NET）は再発しやすく，予後不良であることが報告されている。MEN1の50例と神経内分泌腫瘍448例を対象にした後ろ向き症例集積報告によるとMEN1の4例に胸腺NETを認め，うち2例で転移，1例は死亡している[1]。イタリアの多施設共同研究ではMEN1の221例中7例に胸腺NETを認め，4例に転移，3人が死亡した[2]。GibrilらのMEN1の前向き研究では85例のうち，7例（8％）に胸腺NETを発症した。7例すべてで術後に再発し，3例に術後照射，また再発後2例に術中・術後照射を行った。1例が他病死，6例は生存している[3]。わが国の後ろ向き症例登録よる多施設共同研究では28例（5.0％）に胸腺NETを認め，そのうち36％が女性であった。8例が平均53.8歳で死亡し，疾患特異的10年生存率は30.3％であった[4]。

　気管支神経内分泌腫瘍（気管支NET）についてはタスマニア島のMEN1家系126例の報告がある[5]。気管支NETを認めたのは6例であったが死亡した患者はなかった。

　MEN1における副腎腫瘍の予後についての報告も少ないが，Langerらは多施設共同[6]および単一施設[7]で調査を行っている。前向き多施設共同研究ではMEN1の67例のうち，18例（27％）に副腎腫瘍を認めた。非機能性は10例あり，径5cm以上を手術適応としたが，経過観察8例のうち2例で副腎癌を発症した。生命予後は3例が副腎癌で死亡，3例が副腎以外のMEN1関連疾患で死亡した[6]。MEN1患者およびMEN1変異陽性者38例を対象とした前向き研究では，21例（55％）に副腎腫瘍を認め，機能性の2例（Cushing腺腫1例，褐色細胞腫1例）と非機能性の1例が直ちに手術を受けた。他の18例の非機能性腫瘍のうち，1例は経過観察で増大傾向を示し外科治療，1例は途中から機能性となり副腎癌であることが判明してミトタンを投与したが死亡した。残る16例は経過観察で変化がなかった[7]。さらにMEN1の49例を対象に超音波内視鏡検査で副腎を観察した研究では36例（73％）に副腎腫大を認めたが，平均27カ月の経過観察で増大した囊胞の1例を除いて，変化はなかった[8]。一方，BarzonらはMEN1 20例のうち，7例（35％）に副腎腫瘍を認めた。全例を経過観察しているが（2～10年，中央

値7年)機能,大きさに変化を認めていない[9]。

胃神経内分泌腫瘍(胃 NET)の自然歴について Richards らは興味深い報告をしている。ガストリノーマを伴う2例で大きな胃 NET を摘除したが,残る小病変は経過観察した。2例ともガストリノーマ術後にそれらの小病変は消失した[5]。

他の随伴病変(甲状腺腫瘍,脂肪腫,血管線維腫)については自然歴の報告はない。

■ 文　献

1) Habbe N, Waldmann J, Bartsch DK, et al. Multimodal treatment of sporadic and inherited neuroendocrine tumors of the thymus. Surgery 2008; 144: 780-785.
2) Ferolla P, Falchetti A, Filosso P, et al. Thymic neuroendocrine carcinoma (carcinoid) in multiple endocrine neoplasia type 1 syndrome: the Italian series. J Clin Endocrinol Metab 2005; 90: 2603-2609.
3) Gibril F, Chen YJ, Schrump DS, et al. Prospective study of thymic carcinoids in patients with multiple endocrine neoplasia type 1. J Clin Endocrinol Metab 2003; 88: 1066-1081.
4) Sakurai A, Imai T, Kikumori T, et al. Thymic neuroendocrine tumor in multiple endocrine neoplasia type 1: female patients are not rare exceptions. Clin Endocrinol (Oxf) 2013; 78: 248-254.
5) Sachithanandan N, Harle RA, Burgess JR. Bronchopulmonary carcinoid in multiple endocrine neoplasia type 1. Cancer 2005; 103: 509-515.
6) Langer P, Cupisti K, Bartsch DK, et al. Adrenal involvement in multiple endocrine neoplasia type 1. World J Surg 2002; 26: 891-896.
7) Waldmann J, Bartsch DK, Kann PH, et al. Adrenal involvement in multiple endocrine neoplasia type 1: results of 7 years prospective screening. Langenbecks Arch Surg 2007; 392: 437-443.
8) Schaefer S, Shipotko M, Meyer S, et al. Natural course of small adrenal lesions in multiple endocrine neoplasia type 1: an endoscopic ultrasound imaging study. Eur J Endocrinol 2008; 158: 699-704.
9) Barzon L, Pasquali C, Grigoletto C, et al. Multiple endocrine neoplasia type 1 and adrenal lesions. J Urol 2001; 166: 24-27.

5. サーベイランス

CQ 41 まだ発症していない MEN1 の腫瘍に対する定期検査の方法は？

推 奨

▶ 副甲状腺に対しては，血清カルシウム値，PTH 濃度の測定を行う（グレード A）。

▶ 膵・消化管神経内分泌腫瘍に対しては，ガストリン値，空腹時血糖値とインスリン値の測定および MRI 等による画像診断を行う（グレード C1）。

▶ 下垂体に対しては，プロラクチン値および IGF-1 値の測定および MRI 等による画像診断を行う（グレード C1）。

▶ 胸腺神経内分泌腫瘍に対しては，CT 等による画像診断を行う（グレード C1）。

解 説

　生化学検査を年一度は実施する。項目としては，空腹時血糖値およびインスリン値，プロラクチン（PRL）値，インスリン様成長因子 1（IGF-1）値を 5 歳より，血清カルシウム値，副甲状腺ホルモン（インタクト PTH）値を 8 歳より，ガストリン値を 20 歳より測定する。

　画像診断としては，10 歳より膵神経内分泌腫瘍（膵 NET）および副腎腫瘍の検出を目的として，MRI（あるいは CT）検査を 2～3 年おきに実施する。20 歳より MRI あるいは CT により胸腺神経内分泌腫瘍のスクリーニングを 2～3 年おきに行う。膵・副腎・胸腺を対象として MRI を一度に行うのが現実的かもしれない。下垂体については MRI を 3～5 年に一度撮影する。

　これらの検査は，まだいずれの腫瘍も発症していない *MEN1* 変異保有未発症者に対する定期検査，あるいはすでに発症した腫瘍を除く未発症の腫瘍に対する定期検査の方法であり，既発症腫瘍に対するフォローアップや，発見された腫瘍に対する精査はその状況に応じた対応が必要である。

　他の膵 NET に対する生化学検査として，グルカゴン，VIP（vasoactive intestinal polypeptide），クロモグラニン A，膵ポリペプチドの測定が推奨されるが，グルカゴン以外は保険収載されていない[1)～7)]。

■ 文 献

1) Thakker RV, Newey PJ, Walls GV, et al. Clinical practice guidelines for multiple endocrine neoplasia type 1（MEN1）. J Clin Endocrinol Metab 2012; 97: 2990-3011.
2) Kouvaraki MA, Lee JE, Shapiro SE, et al. Genotype-phenotype analysis in multiple endocrine

neoplasia type 1. Arch Surg 2002; 137: 641-647.
3) McCallum RW, Parameswaranv, Burgess JR. Multiple endocrine neoplasia type 1 (MEN 1) is associated with an increased prevalence of diabetes mellitus and impaired fasting glucose. Clin Endocrinol (Oxf) 2006; 65: 163-168.
4) Tham E, Grandell U, Lindgren E, et al. Clinical testing for mutations in the MEN1 gene in Sweden; a report on 200 unrelated cases. J Clin Endocrinol Metab 2007; 92: 3389-3395.
5) Vierimaa O, Ebeling TM, Kytölä S, et al. Multiple endocrine neoplasia type 1 in Northern Finland; clinical features and genotype-phenotype correlation. Eur J Endocrinol 2007; 157: 285-294.
6) Goudet P, Murat A, Cardot-Bauters C, et al; GTE network (Groupe des Tumeurs Endocrines). Thymic neuroendocrine tumors in multiple endocrine neoplasia type 1: a comparative study on 21 cases among a series of 761 MEN1 from the GTE (Groupe des Tumeurs Endocrines). World J Surg 2009; 33: 1197-1207.
7) Newey PJ, Jeyabalan J, Walls GV, et al. Asymptomatic children with multiple endocrine neoplasia type 1 mutations may harbor nonfunctioning pancreatic neuroendocrine tumors. J Clin Endocrinol Metab 2009; 94: 3640-3646.

CQ 42 MEN1における各腫瘍の術後定期検査は？

推奨

- 定期検査は生涯継続する（グレード C1）。
- 原発性副甲状腺機能亢進症の術後3年までは6カ月ごと，それ以降は年1回のホルモン測定を行う（グレード C1）。
- 原発性副甲状腺機能亢進症の術後経過観察に有用な画像診断法はない（グレード C2）。
- 機能性下垂体腫瘍の術後3年までは6カ月ごと，それ以降は年1回のホルモン測定を行う（グレード C1）。
- 機能性/非機能性下垂体腫瘍の術後定期的 MRI 検査の有用性は明らかでない（グレード C1）。
- 機能性膵内分泌腫瘍の術後3年までは6カ月ごと，それ以降は年1回のホルモン測定を行う（グレード C1）。
- 機能性/非機能性膵腫瘍の術後は1～2年ごとに CT または MRI 検査を行う（グレード C1）。
- 胸腺腫瘍の術後は1年ごとに CT または MRI 検査を行う（グレード C1）。

解説

　MEN1では手術後も残存組織からの新規腫瘍の発生や悪性腫瘍の再発の可能性があるため，定期的な経過観察を要する。定期検査の終了時期に関するコンセンサスはないが，いずれの腫瘍も高齢での発症例があり基本的には生涯にわたって定期検査を継続する必要がある。しかしながら60歳以降では新規発症は減少するため[1]，検査間隔を延ばすことも考慮できる。

　原発性副甲状腺機能亢進症に対する術式は，欧米では副甲状腺亜全摘が選択されることが多いが，わが国では副甲状腺全摘自家移植が標準的である。いずれも再発の可能性があるため[2]，術後も定期的な血清カルシウムとインタクト PTH の測定が推奨される。経過観察に有用な画像診断法はない。

　MEN1の下垂体腫瘍は散発例に比べてより増殖性が強く薬剤反応性が低い傾向がある。術後の定期検査としてはプロラクチン，IGF-1 の定量が推奨される[3]。定期的な画像検査の有用性は不明である。広範な切除術や術後放射線治療などによって明らかに汎下垂体機能低下症となった症例では以後の画像検査は不要である。

　膵・消化管神経内分泌腫瘍に対して膵部分切除術や腫瘍核出術を受けた患者の16～20%に腫瘍の再発を認める[4,5]。異なる機能性腫瘍が新規に発生する可能性があるので，経過観察では初発腫瘍の種類にかかわらず，画像診断，および機能性腫瘍を検出する複数のホルモン測定の両者が必要である。スクリーニング目的の画像検査としてはCTも

しくは MRI が推奨される[3,6]。生化学検査としてはガストリン，空腹時インスリンおよび血糖値は必須である。海外では非機能性腫瘍の血清マーカーとしてクロモグラニン A や膵ポリペプチド測定が推奨されているが，わが国では保険収載されていない。MEN1 患者では耐糖能障害の頻度が高いため[7]，膵切除後は糖尿病についても定期的にモニターすることが推奨される。

　胸腺神経内分泌腫瘍は悪性度が高いため，転移なく手術が施行できた場合でもその後の経過観察は必須である。

　検査の頻度に関して NCCN ガイドラインでは，上記 3 病変については術後 3〜6 カ月後に 1 回，長期的には手術を行った腫瘍が機能性であった場合は関連ホルモンの生化学検査を術後 3 年までは半年ごと，4 年目以降は年 1 回測定することを推奨している[8]。画像検査については，NCCN ガイドラインでは必要に応じて撮影することが推奨されているが，経過観察を行っている場合は 1〜2 年ごとの検査を継続するのが妥当と考えられる。

■ 文　献

1) Marx S, Spiegel AM, Skarulis MC, et al. Multiple endocrine neoplasia type 1: clinical and genetic topics. Ann Intern Med 1998; 129: 484-494.
2) Schreinemakers JM, Pieterman CR, Scholten A, et al. The optimal surgical treatment for primary hyperparathyroidism in MEN1 patients: a systematic review. World J Surg 2011; 35: 1993-2005.
3) Brandi ML, Gagel RF, Angeli A, et al. Guidelines for diagnosis and therapy of MEN type 1 and type 2. J Clin Endocrinol Metab 2001; 86: 5658-5671.
4) Gauger PG, Doherty GM, Broome JT, et al. Completion pancreatectomy and duodenectomy for recurrent MEN-1 pancreaticoduodenal endocrine neoplasms. Surgery 2009; 146: 801-806.
5) Kouvaraki MA, Shapiro SE, Cote GJ, et al. Management of pancreatic endocrine tumors in multiple endocrine neoplasia type 1. World J Surg 2006; 30: 643-653.
6) Akerström G, Hessman O, Skogseid B. Timing and extent of surgery in symptomatic and asymptomatic neuroendocrine tumors of the pancreas in MEN 1. Langenbecks Arch Surg 2002; 386: 558-569.
7) McCallum RW, Parameswaran V, Burgess JR. Multiple endocrine neoplasia type 1 (MEN 1) is associated with an increased prevalence of diabetes mellitus and impaired fasting glucose. Clin Endocrinol (Oxf) 2006; 65: 163-168.
8) NCCN Clinical Practice Guidelines in Oncology: Multiple endocrine neoplasia type 1.

多発性内分泌腫瘍症2型

疾患概要

　多発性内分泌腫瘍症2型（multiple endocrine neoplasia type 2：MEN2）は甲状腺髄様癌，褐色細胞腫，副甲状腺機能亢進症を発生する常染色体優性遺伝性疾患である。その臨床像から主に2A，2Bに分類できる。2Aは甲状腺髄様癌，褐色細胞腫，副甲状腺機能亢進症が発症し，2Bでは甲状腺髄様癌，褐色細胞腫を発症し，Marfan症候群様徴候，舌粘膜神経腫，腸管神経節腫，角膜神経肥厚などの特徴を合併する。また，家系内に甲状腺髄様癌のみを発症するものは家族性甲状腺髄様癌（familial medullary thyroid carcinoma；FMTC）と呼んで便宜上区別しているが，褐色細胞腫や副甲状腺機能亢進症の発症が稀に報告されていることから考えると，MEN2Aの浸透率の低い亜型である可能性が高い。2A，2B，FMTCとも原因遺伝子は染色体10番長腕に位置する*RET*癌原遺伝子であり，上記病型ごとに変異のホットスポットが決まっている。生命予後は甲状腺髄様癌や褐色細胞腫により規定されるため，甲状腺癌死あるいは褐色細胞腫による突然死をいかに防ぐかが重要な問題である。

　本症に伴う内分泌腫瘍を臨床的に遺伝性と散発性に区別することは容易ではないものの，*RET*遺伝学的検査ではほぼ確実に鑑別できる。また，変異の部位からMEN2の病型をある程度推定でき，特に甲状腺髄様癌においては甲状腺全摘適応の有無を決定できる。したがって本遺伝学的検査は，MEN2の確定診断と治療方針決定のため，MEN2を疑う症例あるいはすべての甲状腺髄様癌を対象として行われている。一方，過去に甲状腺髄様癌の診断治療を受けた症例であっても，遺伝学的検査が未施行のままとなっている症例が存在しているのも事実である。また最近の症例でも（特に術後はじめて髄様癌の病理診断がついた場合などにおいて），遺伝学的検査が未施行のままであることも散見される。

　甲状腺髄様癌の生涯浸透率は非常に高いので，特に若年者の*RET*変異保有者で臨床的に甲状腺髄様癌が発症していないと考えられる場合に，どのような治療管理方針で臨むかが問題となる。これについては，主に欧米を中心としたデータが数多く報告されているが，日本人を対象としたデータはまだ報告されていない。したがって，日本の若年者に対する治療管理方針に関して，一定のコンセンサスを得るには至っていないのが現状である。

　褐色細胞腫は，MEN2の約半数程度に発症し，その多くは両側性である。変異コドンの部位により褐色細胞腫の発症率が大きく異なるのが特徴である。褐色細胞腫が判明した場合には適切な治療・管理が必要なことはいうまでもないが，褐色細胞腫未発症の*RET*変異保有者に対する定期的な副腎サーベイランスも重要となる。またMEN2Aにおける副甲状腺機能亢進症も，変異コドンの部位によって発症率はある程度高くなるので，副腎同様に定期的な副甲状腺サーベイランスが必要となる。

　*RET*遺伝学的検査は，本疾患の診療においては欠かすことのできないものであるが，その実施にあたっては，遺伝カウンセリングを含めた慎重かつ丁寧な対応が必須である。

1. 疫 学

CQ 43 MEN2 の頻度は？

推 奨

▶ おおよそ 3 万人に 1 人程度と推定される（グレード C1）。

▶ 多くの患者が診断されていない可能性が高い（グレード C1）。

解 説

　MEN2 の患者数や罹病率を正確に把握することは難しい。髄様癌術後や褐色細胞腫術後でも，*RET* 遺伝学的検査がなされないまま経過をみている場合，MEN2 と診断がついていない場合がある。ある特定の地域に疫学的な網羅的解析がなされた報告もない。

　わが国では 1995 年に日本甲状腺外科学会がアンケート調査による集計を行い，230 例の MEN2 が報告され，その後 2004 年に 108 例を加えた合計 342 例の報告がなされた[1)2)]。2008 年に設立された MEN コンソーシアムが国内の MEN 診療に関する情報を収集・蓄積しており，2011 年の時点で 505 例の MEN2 症例が登録されており 465 例が生存している。これを現在の日本人口 1 億 2,745 万人で除すると，少なくとも約 27 万分の 1 となるが，実際は，まだ登録がなされていない症例が多くあることや，遺伝学的検査がなされていない血縁者の数を推定する必要がある。

　一方，甲状腺髄様癌罹患率から推定する方法もある。甲状腺癌の発生頻度は，疫学的調査，集団検診，剖検などによってばらつきが大きい。ここでは地域がん登録全国推計によるがん罹患データ[3)]を用いる。2006 年の甲状腺癌は 7,852 例であり，髄様癌の割合を 1.5％と仮定すると，髄様癌が 120 例あることになる。髄様癌の遺伝性の割合を 30％と仮定すると，MEN2 の髄様癌は少なくとも 36 例あるという計算になる。MEN コンソーシアムに現在登録されている髄様癌症例ですでに手術されている症例が 410 例あるので，地域がん登録の約 11〜12 年分の髄様癌症例にあたる。これから推測して 66〜72 年分の症例を集めた時の MEN2 の頻度は約 4.5 万分の 1 となる。髄様癌で手術されてない症例や遺伝学的検査がなされていない血縁者の数を勘案すると，MEN2 の頻度は約 3 万人に 1 人程度という数字が妥当であると思われる。WHO[4)]によると，MEN2 の頻度は 10 万人あたり 1.25〜7.5 人で，おおよそ 3.5 万人に 1 人と記載されている。また米国甲状腺学会の髄様癌に関するガイドライン[5)]では 3 万人に 1 人という記載がある。

文 献

1) Iihara M, Yamashita T, Okamoto T, et al. A nationwide clinical survey of patients with multiple

endocrine neoplasia type 2 and familial medullary thyroid carcinoma in Japan. Jpn J Clin Oncol 1997; 27: 128-134.
2) Kameyama K, Takami H. Medullary thyroid carcinoma: nationwide Japanese survey of 634 cases in 1996 and 271 cases in 2002. Endocr J 2004; 51: 453-456.
3) Matsuda T, Marugame T, Kamo KI, et al; Japan Cancer Surveillance Research Group. Cancer incidence and incidence rates in Japan in 2006: based on data from 15 population-based cancer registries in the monitoring of cancer incidence in Japan (MCIJ) project. Jpn J Clin Oncol 2012; 42: 139-147.
4) Multiple endocrine neoplasia type 2. World Health Organization Classification of Tumors: Pathology & Genetics, Tumors of Endocrine Organs. DeLellis RA, Lloyd RV, Heitz PH, Eng C. pp211-217, IARC Press: Lyon, 2004.
5) American Thyroid Association Guidelines Task Force; Kloos RT, Eng C, Evans DB, et al. Medullary thyroid cancer: management guidelines of the American Thyroid Association. Thyroid 2009; 19: 565-612.

CQ 44 MEN2 における各病変の罹病率は？

推奨

▶ 甲状腺髄様癌，副腎褐色細胞腫，副甲状腺機能亢進症の罹病率はそれぞれ 90%，約 30～60%，約 10～30% である（グレード B）。

解説

　MEN2 に認められる 3 大病変（甲状腺髄様癌，副腎褐色細胞腫，副甲状腺機能亢進症）の罹病率は調査の対象や時期によって異なる。髄様癌は MEN2 の中で最も罹病率が高く，症状を有する場合に甲状腺腫瘤や頸部腫瘤が初発症状である場合が多い。2011 年の MEN コンソーシアムデータでは約 60% で上記症状が初発症状となっている[1]。小児髄様癌の症例研究から，コドン 634 変異の MEN2A の髄様癌は少なくとも 20 歳までにほぼ 100% 近く発生するとされている[2]。一方，C634W 変異保有者に関するヨーロッパ，北米，南米の 20 家系の検討では，92 名の保有者のうち，81 名（88%）で甲状腺切除が行われ，うち 68 名（84%）で髄様癌が認められ，C 細胞過形成ありは 7 名（9%），ともになしは 6 名（7%）であり，髄様癌の浸透率は 30 歳で 52%，50 歳で 83% であった[3]。MEN2B の髄様癌は MEN2A や家族性甲状腺髄様癌（FMTC）と比べてより早期に発症するとされている[4]。FMTC では，髄様癌は逆により緩徐に発生・発育する傾向があり，比較的高齢になってからでも C 細胞過形成のみで髄様癌がまだ発生していない場合や，リンパ節転移を起こしていない微小髄様癌の場合がある[5]。髄様癌の罹病率は変異コドンの部位によってある程度差があるが，全体ではおよそ 90% と推計される[4)6)7]。

　MEN2 の褐色細胞腫の頻度はおおむね 30～60% である[8]。診断時年齢は 30～40 歳代が最も多いが，10 歳代，70 歳代で発見される場合もある[9]。また通常 MEN2 では髄様癌が先行することが多く，褐色細胞腫は副腎に発症し両側性が多いが，稀に褐色細胞腫が先行し，副腎外発生や多発する症例もある[10]。RET 変異部位ではコドン 634 と 918 変異で褐色細胞腫合併率が高く，他のコドンでは低率である[11]。褐色細胞腫特有の高血圧や発作性高血圧という症状が契機として MEN2 と判明する場合がある。褐色細胞腫が初発であるが，甲状腺髄様癌に気づかない，あるいは髄様癌が未発生の場合もある。

　副甲状腺機能亢進症は，MEN2A の症例が多く含まれている報告では発症率が高くなる。なかでもコドン 634 変異を有する症例が多い場合は，さらに頻度が高くなる。副甲状腺機能亢進症が MEN2A の発見の契機となることは稀であり，若年での発症は稀であるが，10 歳代の発症も報告されている[12]。

　2011 年 12 月現在，MEN コンソーシアムに登録されている 505 例では，MEN2A 67.9%（343 例），MEN2B 5.7%（29 例），FMTC 20.4%（103 例）であり，各病変の発症率は，甲状腺髄様癌 91.2%（437/479），褐色細胞腫 45.6%（212/465），原発性副甲状腺機能亢進症 8.1%（37/457）である[1]。これは遺伝子診断のみが行われて，まだ臨床検査で発症が確認されていない症例が含まれている数字である。

■ 文 献

1) 内野眞也.多発性内分泌腫瘍症2型の集計結果.日外会誌 2012; 113: 362-367
2) Machens A, Niccoli-Sire P, Hoegel J, et al; European Multiple Endocrine Neoplasia (EUROMEN) Study Group. Early malignant progression of hereditary medullary thyroid cancer. N Engl J Med 2003; 349: 1517-1525.
3) Milos IN, Frank-Raue K, Wohllk N, et al. Age-related neoplastic risk profiles and penetrance estimations in multiple endocrine neoplasia type 2A caused by germ line RET Cys634Trp (TGC＞TGG) mutation. Endocr Relat Cancer 2008; 15: 1035-1041.
4) American Thyroid Association Guidelines Task Force; Kloos RT, Eng C, Evans DB, et al. Medullary thyroid cancer: management guidelines of the American Thyroid Association. Thyroid 2009; 19: 565-612.
5) Fitze G, Schierz M, Bredow J, et al. Various penetrance of familial medullary thyroid carcinoma in patients with RET protooncogene codon 790/791 germline mutations. Ann Surg 2002; 236: 570-575.
6) Brandi ML, Gagel RF, Angeli A, et al. Guidelines for diagnosis and therapy of MEN type 1 and type 2. J Clin Endocrinol Metab 2001; 86: 5658-5671.
7) Easton DF, Ponder MA, Cummings T, et al. A. The clinical and screening age-at-onset distribution for MEN-2 syndrome. Am J Hum Genet 1989; 44: 208-215.
8) Erlic Z, Neumann HP. Familial pheochromocytoma. Hormones (Athens) 2009; 8: 29-38.
9) Rodriguez JM, Balsalobre M, Ponce JL, et al. Pheochromocytoma in MEN 2A syndrome. Study of 54 patients. World J Surg 2008; 32: 2520-2526.
10) Bryant J, Farmer J, Kessler LJ, et al. Pheochromocytoma: the expanding genetic differential diagnosis. J Natl Cancer Inst 2003; 95: 1196-1204.
11) Raue F, Frank-Raue K. Genotype-phenotype relationship in multiple endocrine neoplasia type 2. Implications for clinical management. Hormones (Athens) 2009; 8: 23-28.
12) Skinner MA, DeBenedetti MK, Moley JF, et al. Medullary thyroid carcinoma in children with multiple endocrine neoplasia types 2A and 2B. J Pediatr Surg 1996; 31: 177-181.

CQ 45 個々の関連病変に占める MEN2 の頻度は？

推奨

▶ 髄様癌における MEN2 の割合は約 20〜40％である（グレード B）。

▶ 褐色細胞腫における MEN2 の割合は約 10％である（グレード B）。

▶ 原発性副甲状腺機能亢進症における MEN2 の割合は 1％以下である（グレード B）。

解説

髄様癌の遺伝性と散発性に関しては，一見散発性の症例を *RET* 遺伝学的検査により遺伝性と診断しているかどうかが重要である。古い報告では遺伝学的検査が行われずに，家系調査の結果や臨床病態のみにより散発性に分類されている症例が存在すると考えられる。家族歴を認めず，褐色細胞腫や副甲状腺機能亢進症の合併がみられない場合は臨床的に一見散発性であるが，*RET* 遺伝学的検査を行えば，一見散発性の約 4〜20％に遺伝性の症例が存在することが判明する[1)〜6)]。髄様癌発端者に対して全例 *RET* 検査を行った場合，遺伝性の頻度は約 20〜40％となる[6)〜8)]。

日本甲状腺外科学会による，わが国における甲状腺髄様癌の実態についてのアンケート調査が，1996 年と 2002 年の 2 回行われている。これによれば，1996 年調査の 634 例中，MEN2A は 175 例，家族性甲状腺髄様癌（FMTC）が 49 例，MEN2B が 20 例で，散発性は 390 例（61.5％）であった。2002 年調査ではこれらとは別に 271 例が報告され，MEN2A が 83 例，FMTC が 14 例，MEN2B が 11 例で，散発性は 163 例（60.1％）であった[9)]。

褐色細胞腫における MEN2 の頻度は，対象とした褐色細胞腫患者の中に両側性，副腎発生，家族性の例がどの程度含まれるかで大きく異なる。家族性・両側副腎発生を含んだ褐色細胞腫 77 例の報告では，*RET* 変異が 7.8％に認められている[10)]。一方，家族歴のない褐色細胞腫での *RET* 変異は 3％未満〜18％に認められ，全例が副腎発生である[11)〜14)]。片側・孤発性褐色細胞腫症例における *RET* 変異は稀で，2006 年に公表された 8 論文，645 例の集計によると変異率は 1.55％と低い[15)]。以上より褐色細胞腫における MEN2 の割合は約 10％程度と考えられる。

原発性副甲状腺機能亢進症における家族性・遺伝性腫瘍の頻度は約 2〜5％であり[16)]，その多くは MEN1 や家族性副甲状腺機能亢進症などである。MEN2 の頻度は低く，おおむね 1％以下と考えられる。

■ 文献

1) Romei C, Cosci B, Renzini G, et al. RET genetic screening of sporadic medullary thyroid cancer （MTC） allows the preclinical diagnosis of unsuspected gene carriers and the identification of a

relevant percentage of hidden familial MTC (FMTC). Clin Endocrinol (Oxf) 2011 ; 74 : 241-247.
 2) Guerrero IM, Pessoa CH, Olmedo DB, et al. Analysis of inherited genetic variants in ret proto-oncogene of Brazilian patients with apparently sporadic medullary thyroid carcinoma. Thyroid 2006 ; 16 : 9-15.
 3) Bergant D, Hocevar M, Besic N, et al. Hereditary medullary thyroid cancer in Slovenia--genotype-phenotype correlations. Wien Klin Wochenschr 2006 ; 118 : 411-416.
 4) Paszko Z, Sromek M, Czetwertynska M, et al. The occurrence and type of germline mutations in the RET gene in patients with medullary thyroid carcinoma and their unaffected kindred's from central Poland. Cancer Invest 2007 ; 25 : 742-749.
 5) Pelizzo MR, Boschin IM, Bernate P, et al. Natural history, diagnosis, treatment and outcome of medullary thyroid cancer : 37 years experience on 157 patients. Eur J Surg Oncol 2007 ; 33 : 493-497.
 6) 村上亜希子, 内野眞也, 首藤茂, 他. RET遺伝子検査. 家族性腫瘍 2007 ; 7 : 80-85.
 7) Abraham DT, Low TH, Messina M, et al. Medullary thyroid carcinoma : long-term outcomes of surgical treatment. Ann Surg Oncol 2011 ; 18 : 219-225.
 8) American Thyroid Association Guidelines Task Force ; Kloos RT, Eng C, Evans DB, et al. Medullary thyroid cancer : management guidelines of the American Thyroid Association. Thyroid 2009 ; 19 : 565-612.
 9) Kameyama K, Takami H. Medullary thyroid carcinoma : nationwaide Japanese survey of 634 cases in 1996 and 271 cases in 2002. Endocr J 2004 ; 51 : 453-456.
10) Januszewicz A, Neumann HP, Loń I, et al. Incidence and clinical relevance of RET proto-oncogene germline mutations in pheochromocytoma patients. J Hypertens 2000 ; 18 : 1019-1023.
11) Lenders JW, Eisenhofer G, Mannelli M, et al. Phaeochromocytoma. Lancet 2005 ; 366 : 665-675.
12) Neumann HP, Bausch B, McWhinney SR, et al ; Freiburg-Warsaw-Columbus Pheochromocytoma Study Group. Germ-line mutations in nonsyndromic pheochromocytoma. N Engl J Med 2002 ; 346 : 1459-1466.
13) Pigny P, Cardot-Bauters C, Do Cao C, et al. Should genetic testing be performed in each patient with sporadic pheochromocytoma at presentation? Eur J Endocrinol 2009 ; 160 : 227-231.
14) Krawczyk A, Hasse-Lazar K, Pawlaczek A, et al. Germinal mutations of RET, SDHB, SDHD, and VHL genes in patients with apparently sporadic pheochromocytomas and paragangliomas. Pol J Endocrinol 2010 ; 61 : 43-48.
15) Jiménez C, Cote G, Arnold A, et al. Review : Should patients with apparently sporadic pheochromocytomas or paragangliomas be screened for hereditary syndromes? J Clin Endocrinol Metab 2006 ; 91 : 2851-2858.
16) Uchino S, Noguchi S, Sato M, et al. Screening of the MEN1 gene and discovery of germ-line and somatic mutations in apparently sporadic parathyroid tumors. Cancer Res 2000 ; 60 : 5553-5557.

2. 診　断

a. 甲状腺髄様癌

CQ46 MEN2における甲状腺髄様癌の診断で推奨される検査は？

推　奨

▶ 甲状腺腫瘍を認める場合には血清カルシトニン測定と穿刺吸引細胞診が推奨される（グレードA）。

▶ スクリーニングでは，血清カルシトニン測定が有用である（グレードA）。

解　説

髄様癌の診断には穿刺吸引細胞診と血清カルシトニン測定が最も有用である。
穿刺吸引細胞診による髄様癌の診断率の報告は82〜89％と高い[1)2)]。

一方，血清カルシトニン測定のほうが診断率は高いという報告がある。Bugalhoらによれば穿刺吸引細胞診が63％に対して，血清カルシトニン測定の診断率は98％であった[3)]。Eliseiらはカルシトニン測定により髄様癌の診断をつけたグループと，血清カルシトニン測定が可能となる以前に穿刺吸引細胞診で髄様癌と診断したグループとで髄様癌の病期を比較した（後ろ向き症例対照研究）。その結果のカルシトニン測定で診断をつけたグループは半数以上が早期（StageⅠとⅡ）の症例であったのに対し，細胞診で診断されたグループはStageⅢとⅣが半数以上を占め有意差を認めたと報告している[4)]。

両者を合わせた検査も報告されている。穿刺吸引細胞診の穿刺針の洗浄液のカルシトニン測定である[5)6)]。Boiらは髄様癌の診断の感度と特異度を求めているが，細胞診単独の場合は感度61.9％，特異度80％に対し，洗浄液のカルシトニン測定を併用すると，感度，特異度ともに100％であったと報告している[6)]。

髄様癌未発症者に対するスクリーニング検査は血清カルシトニン値の測定が最も適している。血清カルシトニン基礎値の解釈にはConstanteらの報告がある。それによると髄様癌の診断における血清カルシトニン値のpositive-predictive valueは，20〜50 pg/mLが8.3％，50〜100 pg/mLが25％，そして100 pg/mL以上が100％であった[7)]。

■ 文　献

1) Cheung K, Roman SA, Wang TS, et al. Calcitonin measurement in the evaluation of thyroid nodules in the United States: a cost-effectiveness and decision analysis. J Clin Endocrinol Metab 2008; 93: 2173-2180.

2) Papaparaskeva K, Nagel H, Droese M. Cytologic diagnosis of medullary carcinoma of the thyroid gland. Diagn Cytopathol 2000; 22: 351-358.
3) Bugalho MJ, Santos JR, Sobrinho L. Preoperative diagnosis of medullary thyroid carcinoma: fine needle aspiration cytology as compared with serum calcitonin measurement. J Surg Oncol 2005; 91: 56-60.
4) Elisei R, Bottici V, Luchetti F, et al. Impact of routine measurement of serum calcitonin on the diagnosis and outcome of medullary thyroid cancer: experience in 10,864 patients with nodular thyroid disorders. J Clin Endocrinol Metab 2004; 89: 163-168.
5) Kudo T, Miyauchi A, Ito Y, et al. Diagnosis of medullary thyroid carcinoma by calcitonin measurement in fine-needle aspiration biopsy specimens. Thyroid 2007; 17: 635-638.
6) Boi F, Maurelli I, Pinna G, et al. Calcitonin measurement in wash-out fluid from fine needle aspiration of neck masses in patients with primary and metastatic medullary thyroid carcinoma. J Clin Endocrinol Metab 2007; 92: 2115-2118.
7) Costante G, Meringolo D, Durante C, et al. Predictive value of serum calcitonin levels for pre-operative diagnosis of medullary thyroid carcinoma in a cohort of 5817 consecutive patients with thyroid nodules. J Clin Endocrinol Metab 2007; 92: 450-455.

Column 6　カルシトニン測定の現状について

　カルシトニンの測定は甲状腺髄様癌の診断ならびに治癒判定，術後経過観察において不可欠の検査項目である。MEN2 では甲状腺全摘によって，すでに発症している髄様癌のみならず理論上すべての正常 C 細胞も体内から排除されるので，血中カルシトニン濃度は測定感度以下となるはずである。海外の文献でも完全切除の指標としてこの条件を記載している。しかしながらわが国ではいまだに世代の古いカルシトニン測定キットが使用されており，このキットでは低濃度の測定が正確に行えないため，カルシトニン非存在下でも感度以上の数値が提示される。実際，濾胞細胞由来の甲状腺癌などで甲状腺全摘を行った場合でも，サイログロブリンは測定感度となるにもかかわらず，カルシトニンは測定される。したがって，甲状腺全摘後にカルシトニンが測定感度以上であることは，必ずしも残存甲状腺髄様癌が存在していることを意味しない。

CQ 47　MEN2 を積極的に疑う甲状腺髄様癌は？

推奨

▶ すべての甲状腺髄様癌症例に MEN2 を疑って *RET* 遺伝学的検査を行う（グレード A）。

解説

　髄様癌が遺伝性か散発性かは，手術術式も含めて両者の治療方針が異なるため，非常に重要である。最初の問診で髄様癌や褐色細胞腫の家族歴があれば，非常に強く遺伝性であることが示唆される。また，日本甲状腺学会が2004年に行ったアンケート調査では，遺伝性髄様癌は散発性に比べて若年であり，かつ髄様癌と診断された時点でMEN2A患者の47％に褐色細胞腫が，11％に副甲状腺機能亢進症が認められた[1]。さらに遺伝性の症例は女性に多く，腺内に多発する傾向があり[2]，逆に散発性の症例は腫瘍径が大きく，リンパ節転移も多く，予後不良であるという報告もある[3]。しかしその一方で，家族歴もなく，臨床的にみて散発性と思われる髄様癌の7％に *RET* 変異が認められるという報告が海外からある[4]。同様に日本の症例でも，臨床的に散発性とされる症例の11％に *RET* 変異が認められている[2]。

　以上のことから，遺伝性髄様癌にはある程度の臨床病理学的な特徴が認められるものの，それだけで判断することは危険であり，すべての髄様癌に対してMEN2を疑って遺伝学的検査を行うことが推奨される。

■ 文 献

1) Kameyama K, Okinaga H, Takami H. Clinical manifestations of familial medullary thyroid carcinoma. Biomed Pharmacother 2004; 58: 348-350.
2) 村上亜希子，内野眞也，首藤茂，他．RET 遺伝子検査．家族性腫瘍 2007; 7: 80-85.
3) Dolan SJ, Russell CF. Medullary thyroid carcinoma in Northern Ireland, 1967-1997. Ann R Coll Surg Engl 2000; 82: 156-161.
4) Elisei R, Romei C, Cosci B, et al. RET genetic screening in patients with medullary thyroid cancer and their relatives: experience with 807 individuals at one center. J Clin Endocrinol Metab 2007; 92: 4725-4729.

b. 褐色細胞腫

CQ 48 MEN2における褐色細胞腫の臨床症状と発症時期，診断契機は？

推 奨

▶ MEN2の褐色細胞腫は甲状腺髄様癌が先行し，スクリーニングによって発見されることが多い（グレードB）。

▶ 臨床症状は散発例と同様であるが，スクリーニングにより診断される例では症状が乏しいことがある（グレードC1）。

▶ MEN2の褐色細胞腫は副腎に限局し，両側病変が多く，悪性化は稀である（グレードB）。

解 説

MEN2の褐色細胞腫では通常髄様癌が先行し，30～40歳で約半数が発症する[1)~6)]。髄様癌の先行が48.2％，同時発症（診断）が38.9％，褐色細胞腫が最初に診断される例は12.9％との報告がある[5)]。RET変異の部位と褐色細胞腫の浸透率，診断時年齢が関連すると報告されているため[1)2)]，遺伝子変異によって推奨されるスクリーニング開始年齢や検査頻度が示される可能性がある。日本人患者の情報を集積したMENコンソーシアムのデータによれば，褐色細胞腫の発症率はコドン918変異（MEN2B）では56歳で100％，コドン634変異では70歳で80％，それ以外の変異では70歳で25％以下であった。

MEN2の褐色細胞腫の臨床症状は散発例と同様であるが，スクリーニングにより診断されることが多いため，症状が乏しいものが多い。画像診断の発達により散発例と同様に，副腎偶発腫瘍として発見される場合がある[6)]。

MEN2の褐色細胞腫は副腎に限局するため，副腎外病変ではMEN2は考えにくい。3分の1が両側性，片側の半分がその後10年以内に対側に褐色細胞腫を発症することが報告されている[3)]ため，両側の副腎病変（同時性，異時性）では，MEN2を念頭に置く必要がある。悪性は稀（1～4％）であることが報告されている[1)~6)]。

■ 文 献

1) Raue F, Frank-Raue K. Update multiple endocrine neoplasia type 2. Fam Cancer 2010; 9: 449-457.
2) Traugott AL, Moley JF. Multiple Endocrine Neoplasia Type 2: Clinical Manifestations and Management Endocrine Neoplasia, Cancer Treat Res 2010; 153: 321-337.
3) Ilias I, Pacak K. Diagnosis, localization and treatment on pheochromocytoma in MEN2 syndrome. Endocr Regul 2009; 43: 89-93.
4) Karel P, Graeme E, Loannis I. Diagnosis of pheochromocytoma with special emphasis. Hormones (Athens) 2009; 8: 111-116.
5) Rodriguez JM, Balsalobre M, Ponce JL, et al. Pheochromocytoma in MEN 2A syndorome. Study of 54 patients. World J Surg 2008; 32: 2520-2526.
6) 今井常夫．MEN2の副腎腫瘍（褐色細胞腫）の臨床像と治療．家族性腫瘍．2007; 7: 75-79.

CQ 49 MEN2における褐色細胞腫の診断で推奨される検査は？

推奨

▶ MEN2 に伴う褐色細胞腫はアドレナリン分泌を伴い，結果としてアドレナリンとノルアドレナリンの両方の分泌が増加する (グレード B)。

▶ アドレナリンの代謝産物メタネフリンとノルアドレナリンの代謝産物のノルメタネフリン（蓄尿）測定が有用である (グレード B)。

▶ 血中遊離メタネフリンおよび同ノルメタネフリン測定が最も高感度である（ただし本法は日本では保険未収載）(グレード C1)。

▶ CT/MRI による画像検査はスクリーニングとして最初に行うべきである (グレード B)。

▶ MEN2 の褐色細胞腫の 2/3 は副腎両側性であるが，異時性の発症もあるので，確認のために核医学的な機能検査を併用する (グレード C1)。

解説

MEN2 に伴う褐色細胞腫はアドレナリン分泌型が多い[1)～4)]。MEN2 に伴う褐色細胞腫の診断における各種検査項目の感度は以下のように報告されている[1)～3)]。アドレナリンの代謝産物である血中遊離メタネフリン測定（P-M）と尿中メタネフリン測定（U-M）がそれぞれ感度 100％で，代謝産物測定が非常に有用である（略語は下記参照）。

血中遊離ノルメタネフリン（P-NM）	86（％）
血中遊離メタネフリン（P-M）	100（％）
血中ノルアドレナリン（P-NA）	41（％）
血中アドレナリン（P-A）	44（％）
尿中ノルメタネフリン（U-NM）	100（％）
尿中メタネフリン（U-M）	95（％）
尿中ノルアドレナリン（U-NA）	52（％）
尿中アドレナリン（U-A）	58（％）
尿中 VMA	63（％）

24 時間蓄尿のメタネフリン（U-M：感度82％），次いで24時間蓄尿のアドレナリン（U-A：感度76％）が有用と報告されている[4)]。血中遊離メタネフリン測定（P-NM ＋ P-M 両者測定の総称）は欧米では一般的に用いられている新しい検査法である。感度が非常に高いのが特徴で，蓄尿は不要で一回の採血で済むために非常に簡便である（☞ 113 頁，Column 7.「カテコールアミン測定の現状について」参照）。ただし，日本では測定されておらず現時点では保険収載もされていない。したがって，現時点では 24 時間蓄尿のメタネフリン測定（U-NM ＋ U-M）を主として，他のマーカーを組み合わせることが勧められる。簡便法として，随時尿中メタネフリンを尿中クレアチニンで補正する方法

もある[5]。

　画像検査は，CT/MRIが最初に行う検査として勧められる。MEN2の褐色細胞腫の2/3は副腎両側性であるが，同時性でなく異時性の場合もあるので，両側性確認のため核医学的な機能的な検査を併用するべきである[3]。術前評価として腫瘍と血管の位置関係の評価が必要である。しかし，ヨード系造影剤使用はわが国では添付文書にて本症に対しては原則禁忌（昇圧発作を惹起する可能性がある）となっている。

■ 文　献

1) Eisenhofer G, Walther MM, Huynh TT, et al. Pheochromocytomas in von Hippel-Lindau syndrome and multiple endocrine neoplasia type 2 display distinct biochemical and clinical phenotypes. J Clin Endocrinol Metab 2001; 86: 1999-2008.
2) Eisenhofer G, Lenders JW, Linehan WM, et al. Plasma normetanephrine and metanephrine for detecting pheochromocytoma in von Hippel-Lindau disease and multiple endocrione neoplasia type 2. N Engl J Med 1999; 340: 1872-1879.
3) Pacak K, Ilias I, Adams KT, et al. Biochemical diagnosis, localization and management of pheochromocytoma: focus on multiple endocrine neoplasia type 2 in relation to other hereditary syndromes and sporadic forms of the tumour. J Intern Med 2005; 257: 60-68.
4) Rodriguez JM, Balsalobre M, Ponce JL, et al. Pheochromocytoma in MEN 2A syndrome. Study of 54 patients. World J Surg 2008; 32: 2520-2526.
5) Ito Y, Obara T, Okamoto T, et al. Efficacy of single-voided urine metanephrine and normetanephrine assay for diagnosing pheochromocytoma. World J Surg 1998; 22: 684-648.

CQ 50　MEN2における褐色細胞腫の自然歴は？

推奨

▶ MEN2における悪性褐色細胞腫の頻度は約3〜4%とする報告が多い（グレードB）。

▶ MEN2の死因は褐色細胞腫関連死が多い（グレードB）。

▶ MEN2の褐色細胞腫は加齢とともに増加し，50%が両側性である（グレードB）。

解説

　MEN2における褐色細胞腫の自然歴で重要なのは悪性化，生命予後，対側副腎での発生，甲状腺髄様癌との関連である。比較的大規模な検討における悪性褐色細胞腫の頻度は，検討対象を遺伝子変異のみではなく，臨床的にもMEN2と確定した例とした場合，約3〜4%とする報告が多い[1〜3]。しかし最近のわが国における疫学調査によれば，褐色細胞腫合併が確認されたMEN2の212例中遠隔転移をきたしたのはわずか2例であった[4]。MEN2を*RET*変異のみで診断した89例については，悪性褐色細胞腫は1例もなかったとの報告もある[5]。

　生命予後については古いデータだが，死亡したMEN2の39例中25例が褐色細胞腫と関連し，内訳は癌死が4例，分娩時死亡が3例，周術期死亡が11例であったという[1]。同様の検討で，死亡したMEN2の17例中11例が褐色細胞腫関連死で，11例中の10例が突然死という結果も示されている[2]。また診断時に褐色細胞腫が片側性の場合，50%の確率で対側副腎にも褐色細胞腫が発症し[6]，対側発症までの期間は10〜15年以内と報告されている[1,7]。

　甲状腺髄様癌との関連については遺伝子診断を行った変異陽性者87例（診断時年齢：14.0±7.0歳，0.8〜29歳）の前向き調査（追跡期間は平均7.6年）で，追跡開始時に甲状腺髄様癌は全例に存在したが，褐色細胞腫は7例にとどまり，加齢とともに合併率は上昇したという[8]。

文献

1) Casanova S, Rosenberg-Bourgin M, Farkas D, et al. Phaeochromocytoma in multiple endocrine neoplasia type 2 A: survey of 100 cases. Clin Endocrinol (Oxf) 1993; 38: 531-537.
2) Modigliani E, Vasen HM, Raue K, et al. Pheochromocytoma in multiple endocrine neoplasia type 2: European study. The Euromen Study Group. J Intern Med 1995; 238: 363-367.
3) Welander J, Söderkvist P, Gimm O. Genetics and clinical characteristics of hereditary pheochromocytomas and paragangliomas. Endocr Relat Cancer 2011; 18: R253-276.
4) 内野眞也. 多発性内分泌腫瘍症2型の集計結果. 日外会誌 2012; 113: 362-367.
5) Asari R, Scheuba C, Kaczirek K, et al. Estimated risk of pheochromocytoma recurrence after adrenal-sparing surgery in patients with multiple endocrine neoplasia type 2A. Arch Surg

  2006 ; 141 : 1199-1205.
7) Jiménez C, Cote G, Arnold A, et al. Review : Should patients with apparently sporadic pheochromocytomas or paragangliomas be screened for hereditary syndromes ? J Clin Endocrinol Metab 2006 ; 91 : 2851-2858.
8) Pacak K, Eisenhofer G, Ilias I. Diagnosis of pheochromocytoma with special emphasis on MEN2 syndrome. Hormones (Athens) 2009 ; 8 ; 111-116.
9) Nguyen L, Niccoli-Sire P, Caron P, et al ; French Calcitonin Tumors Study Group. Pheochromocytoma in multiple endocrine neoplasia type 2 : a prospective study. Eur J Endocrinol 2001 ; 144 : 37-44.

CQ 51　MEN2 を積極的に疑う褐色細胞腫は？

推奨

▶ 甲状腺髄様癌を合併する褐色細胞腫（グレード A）

▶ 家族歴のある褐色細胞腫（グレード B）

▶ 副腎に限局する両側発症の褐色細胞腫（グレード B）

▶ 若年（40 歳以下）の褐色細胞腫（グレード C1）

▶ 発作型の高血圧症を示すアドレナリンタイプの褐色細胞腫（グレード C1）

解説

　約 50％の MEN2 患者に褐色細胞腫が合併する[1]が，その診断を契機に MEN2 と診断される症例は 12.9～27.3％程度[1)~3)]である。つまり，約 8 割以上の患者は褐色細胞腫と診断が確定する以前や，その診断過程の同時期に甲状腺髄様癌をすでに診断されている。褐色細胞腫に甲状腺腫瘍を合併する症例は MEN2 を強く疑って診断を進めなければならない。

　遺伝性の褐色細胞腫は旧来の教科書の記述にある"10％病"よりもはるかに高率であり，全褐色細胞腫中 27.4％が遺伝性であると報告されている[4]。また，散発性の褐色細胞腫と診断された患者に対して遺伝子解析を行った結果では，23.4％に遺伝性を認めており，その中の 20％に MEN2 の患者が含まれていた[5]。このような報告から褐色細胞腫の家族歴は MEN2 の診断に至る際の重要な所見である。

　遺伝性の褐色細胞腫は MEN2 以外に von Hippel-Lindau 病（*VHL*），神経線維腫症 1 型（*NF1*），コハク酸脱水素酵素（*SDHB* および *SDHD*）変異が原因となる遺伝性褐色細胞腫・パラガングリオーマ症候群などがある。遺伝性褐色細胞腫の診断時の平均年齢はそれぞれ MEN2 が 36.4～39 歳，VHL が 18.3～30.6 歳，NF1 が 40～42 歳，SDHB が 25.6～31.3 歳，SDHD が 28.7～30.7 歳である。散発性褐色細胞腫の診断時の平均年齢は 43.9～50 歳で，それに比べると MEN2 は若年発症である[6)~10)]。したがって，褐色細胞腫の中でも比較的若い患者（40 歳以下）は MEN2 を積極的に疑って診断を進める必要がある。

　褐色細胞腫の臨床症状の 1 つに高血圧が挙げられるが，MEN2 においては 24～40％[2]に認められる程度であり，無症状であることも珍しくなく，スクリーニングの過程で偶然診断される例もある[10]。また，持続型よりは発作型の高血圧症を示すことが多い[6)10)11)]。

腫瘍病変の存在部位は 30 ～ 83％が両側性[10)11)] で 50％が片側性[1)2)] であるが，副腎外病変（4％）は少ない[9)]ため，両側性副腎褐色細胞腫やアドレナリン分泌型の褐色細胞腫は MEN2 を強く疑う根拠となる[12)]。

表1　褐色細胞腫症例における遺伝性疾患の割合

	MEN2	VHL	SDHB	SDHD	非遺伝性
症例数	13	30	12	11	205
多発褐色細胞腫	5	12	0	4	5
副腎外褐色細胞腫	0	4	6	4	16
平均年齢	36.4	18.3	25.6	28.7	43.9

（文献 6 より引用，改変）

■ 文　献

1) Petri BJ, van Eijck CH, de Herder WW, et al. Phaeochromocytomas and sympathetic paragangliomas. Br J Surg 2009; 96: 1381-1392.
2) Rodriguez JM, Balsalobre M, Ponce JL, et al. Pheochromocytoma in MEN 2 A sydrome. Study of 54 patients. World J Surg 2008; 32: 2520-2526.
3) Modigliani E, Vasen HM, Raue K, et al. Pheochromocytoma in multiple endocrine neoplasia type 2: European study. The Euromen Study Group. J Intern Med 1995; 238: 363-367.
4) Casanova S, Rosenberg-Bourgin M, Farkas D, et al. Phaeochromocytoma in multiple endocrine neoplasia type 2 A: survey of 100 cases. Clin Endocrinol (Oxf) 1993; 38: 531-537.
5) Amar L, Bertherat J, Baudin E, et al. Genetic testing in pheochromocytoma or functional paraganglioma. J Clin Oncol 2005; 23: 8812-8818
6) Neumann HP, Bausch B, Mcwhinney SR, et al; Freiburg-Warsaw-Columbus Pheochromocytoma Study Group. Germ-line mutations in nonsyndromic pheochromocytoma. N Engl J Med 2002; 346: 1459-1466.
7) Pacak K, Eisenhofer G, Ilias I. Diagnosis of pheochromocytoma with special emphasis on MEN2 syndrome. Hormones (Athens) 2009; 8: 111-116.
8) Bryant J, Farmer J, Kessler LJ, et al. Pheochromocytoma: the expanding genetic differential diagnosis. J Natl Cancer Inst 2003; 95: 1196-1204.
9) Mannelli M, Castellano M, Schiavi F, et al. Clinically guided genetic screening in a large cohort of Italian patients with pheochromocytomas and/or functional or nonfunctional paragangliomas. J Clin Endocrinol Metab 2009; 94: 1541-1547.
10) Pomares FJ, Cañas R, Rodriguez JM, et al. Differences between sporadic and multiple endocrine neoplasia type 2A phaeochromocytoma. Clin Endocrinol (Oxf) 1998; 48: 195-200.
11) Eisenhofer G, Walther MM, Huynh TT, et al. Pheochromocytomas in von Hippel-Lindau syndrome and multiple endocrine neoplasia type 2 display distinct biochemical and clinical phenotypes. J Clin Endocrinol Metab 2001; 86: 1999-2008.
12) Eisenhofer G, Timmers HJ, Lenders JW, et al. Age at diagnosis of pheochromocytoma differs according to catecholamine phenotype and tumor location. J Clin Endocrinol Metab 2011; 96: 375-384.

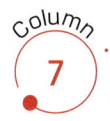

Column 7　カテコールアミン測定の現状について

　褐色細胞腫は交感神経幹から発生し，カテコールアミンを産生する腫瘍である。診断では，血中・尿中カテコールアミンの他に，その代謝産物の測定を組み合わせて行うのが一般的である。その理由は，それぞれ長短があるからである。つまり，効率の良い診断のためには，それぞれの感度・特異性などの特性を把握しておくことが必要である。一方，どのような順序もしくは組み合わせで代謝産物の測定を行えば，最も効率よく褐色細胞腫を診断できるかは不明であり，全例に多種類の代謝産物測定を行うことは煩雑でコストもかかる。

　カテコールアミンは，クロマフィン顆粒内では遊離型のままでも安定であるが，顆粒外では主にCOMT (catechol-O-methyltransferase) の作用を受けて速やかに代謝される。COMTは，肝・腎細胞の細胞質に多く含まれ，血中のカテコールアミンは，この酵素で不活性なメチル体のメタネフリン（M）とノルメタネフリン（NM）になる。

　褐色細胞腫の腫瘍組織では膜結合型のCOMTが高濃度で発現していることから，同組織内ではカテコールアミンの放出とは無関係に，持続的に遊離型MおよびNMを産生していることになり，結果的に褐色細胞腫患者の血中遊離型MおよびNMのそれぞれ97％，93％は腫瘍由来であるとされる。最近，これら褐色細胞腫に特有のカテコールアミン代謝動態が検査に応用され，血中遊離メタネフリン測定が褐色細胞腫診断に感度99％・特異度89％と，従来法に比較して特に優れていることが報告されている。

　ところで，欧米ではすでに同測定法を褐色細胞腫診断のスタンダードとする動きがあるにもかかわらず，日本でこれら血中遊離メタネフリンの測定ができない点が大きな問題点である。日本においても血中遊離メタネフリン測定のエビデンス構築を目的とした多施設共同研究が行われ，良好な成績が得られている。

　血中遊離メタネフリン測定は，検体の取扱いは容易であり，測定法も確立しており，実用性の高い検査であることは疑いがない。同法は褐色細胞腫の第一の検査として勧められる。

〈用語について〉

　血中遊離メタネフリン測定：厳密には血中遊離メタネフリンを測定すること。ただし，一般的には，血中遊離メタネフリン（P-M）測定のみならず同ノルメタネフリン（P-NM）測定を含んでの'総称'として用いることが多い。本稿では後者，すなわち血中遊離M＋同NM測定の意味で用いている。

　従来法：以下の測定法と定義する。すなわち，血中遊離メタネフリン測定法以外の従来の測定法ですべて保険収載されている。

　血中カテコールアミン（CA）3分画／尿中カテコールアミン（CA）3分画／尿中メタネフリン2分画／バニリルマンデル酸

c. その他の病変

MEN2 の 3 大病変以外の随伴病変としては MEN2A に伴うことがある Hirschsprung 病，アミロイド苔癬，MEN2B に伴うことがある粘膜神経腫，Marfan 様体型，角膜有髄神経などがある。これらの症状と診断については，下記コラムを参照されたい。

> **Column 8　その他の随伴病変の症状と診断について**
>
> ### 1. Hirschsprung 病
>
> Hirschsprung 病症例では，家族例の 50％，孤発例の 7～35％に RET の変異が認められる。RET 変異には，機能喪失型変異，ハプロ不全，一塩基多型（SNPs），プロモーター領域の変異がある。
>
> 特に，コドン 618，620 のミスセンス変異では，MEN2A と Hirschsprung 病が合併することがある。
>
> ### 2. アミロイド苔癬
>
> 毛包に一致しない角化性丘疹で，癒合することなく，孤立性に配列する。病理組織学的には，表皮直下から乳頭下層にかけてのアミロイド沈着が特徴である。MEN2A の一部に随伴することが知られている。初発症状は，掻痒感で，初発から数年で苔癬状の皮膚病変が完成する。散発性のアミロイド苔癬は掻痒感が強く，好発部位は下腿前面であるのに対し，MEN2A 随伴のものは，掻痒感が軽度のことが多く，上背部（肩甲骨間）に発生する。髄様癌に先行して発症することがある
>
> RET 遺伝子コドン 634 に変異を有する例が多く，その他，コドン 804 や 691 に変異を有する例が知られている。
>
> ### 3. 粘膜神経腫
>
> MEN2B 患者の舌尖，口唇，眼瞼，口蓋，咽頭などの部位に多発性に発生し，小児期にすでに認められることが多い。腸管粘膜神経腫は約 40％に認められ，ガスの増加による腹部膨満，腹痛，通過障害，巨大結腸症，頑固な便秘，下痢を呈する。
>
> ### 4. Marfan 様体型
>
> 長く，細い上肢，長い指，関節の過伸展，大腿骨頭すべり症，側弯，亀背，皮下脂肪の減少，近位筋の萎縮などが認められる。出現頻度は 75％程度である。
>
> このほか角膜神経の肥厚の報告もあるが無症状である。

3. 遺伝医療

CQ 52 家族歴の情報はどの程度重要か？

推奨

▶ 髄様癌や褐色細胞腫の患者には必ず家族歴を聴取する（グレード A）。

▶ 家族歴では判別できない遺伝性髄様癌もあるので，最終的な診断は RET 遺伝学的検査によるべきである（グレード A）。

▶ 散発性か遺伝性かの診断を家族歴だけで判断してはいけない（グレード B）。

解説

初診時に聴取される家族歴が重要であることは論を待たない。遺伝性髄様癌の症例報告でも，家族歴が発見契機となっている報告が多い[1)2)]。しかしながら，家族歴がないからといって散発性髄様癌と診断するのは危険である。家族歴はなかったが，病理所見で多発性であったことから RET 遺伝子を検索したところ，変異が発見されたという報告もある[3)]。さらに Elisei らは家族歴がなく，臨床的に散発性と思われる髄様癌 481 症例の 7%（35 例）に RET 変異を認め，さらに 1 例に褐色細胞腫の合併を認めている[4)]。村上らによる日本からの報告でも，臨床的に散発性と思われる髄様癌の 11% に RET 遺伝子変異を認めている[5)]。

褐色細胞腫については，臨床的に散発性とされていた 100 例を検討した結果，8% に VHL, RET, SDHD, SDHC, SDHB のいずれかの生殖細胞系列変異が認められ，3% は RET 変異であった[6)]。2002 年に発表された多国多施設の検討では，家族歴がなく臨床的に散発性と考えられた 271 例中 66 例（24.4%）に RET, VHL, SDHD, SDHB のいずれかの変異が認められ，13 例（4.7%）は RET 変異であった[7)]。別の報告で，臨床的に散発性である 56 例に RET 遺伝学的検査を行った結果，変異は 1 例も認められなかったという報告もあるが，VHL, SDHD, SDHB のいずれかの変異は 7.5% に認められている[8)]。

これらを総合すると，髄様癌や褐色細胞腫の患者の家族歴を聴取することは重要不可欠であり，家族歴があるということは，その疾患が遺伝性であることを強く示唆するものである。しかし，家族歴がないからといって直ちに散発性であるとはいえず，遺伝性か散発性かの最終的な診断は，遺伝学的検査の結果によるべきである。

■ 文献

1) 田中正巳，松山公彦，宮崎康，他．動悸，体重減少，易疲労感を契機に発見され，RET 遺伝子変

異を確認できた多発性内分泌腫瘍2A型の一同胞例. 内科 2001; 88: 983-985.
2) 児玉ひとみ, 屠 揚, 石渡淳一, 他. 家族歴とCEA高値を契機に発見された多発性内分泌腫瘍2A型(MEN2A)の1症例. 日内分泌会誌 2001; 90: 121-124.
3) Allen SM, Bodenner D, Suen JY, et al. Diagnostic and surgical dilemmas in hereditary medullary thyroid carcinoma. Laryngoscope 2009; 119: 1303-1311.
4) Elisei R, Romei C, Cosci B, et al. RET genetic screening in patients with medullary thyroid cancer and their relatives: experience with 807 individuals at one center. J Clin Endocrinol Metab 2007; 92: 4725-4729.
5) 村上亜希子, 内野眞也, 首藤茂, 他. RET遺伝子検査. 家族性腫瘍 2007; 7: 80-85.
6) Pigny P, Cardot-Bauters C, Do Cao C, et al. Should genetic testing be performed in each patient with sporadic pheochromocytoma at presentation? Eur J Endocrinol 2009; 160: 227-231.
7) Neumann HP, Bausch B, McWhinney SR, et al; Freiburg-Warsaw-Columbus Pheochromocytoma Study Group. Germ-line mutations in nonsyndromic pheochromocytoma. N Engl J Med 2002; 346: 1459-1466.
8) Korpershoek E, Van Nederveen FH, Dannerberg H, et al. Genetic analysis of apparently sporadic pheochromocytoma: the Rotterdam experience. Ann N Y Acad Sci 2006; 1073: 138-148.

CQ 53 RET遺伝学的検査の対象と検査法は？

推奨

▶ 甲状腺髄様癌患者に対しては全例に遺伝学的検査を実施すべきである（グレードA）。

▶ 臨床像からMEN2を疑う患者に対しては遺伝学的検査を実施すべきである（グレードB）。

▶ 変異を有する患者の血縁者には実施することが推奨される（グレードA）。

▶ エクソン10, 11, 13, 14, 15, 16の6つのエクソンを検査することが推奨される（グレードB）。

解説

検査対象

RET遺伝子の生殖細胞系列遺伝子検査（遺伝学的検査）は，一生変わることのない生まれついてのDNA塩基配列を分析し，MEN2の確定診断に大きくかかわる。米国臨床腫瘍学会（ASCO）ではRET遺伝学的検査は標準的な医療として位置づけられ，積極的に推奨されている[1]。また，わが国の「甲状腺腫瘍診療ガイドライン（2010年版）」においても，すべての髄様癌患者に対し，RET遺伝学的検査をグレードAとして強く推奨している[2]。検査対象として，家族歴や臨床所見から遺伝性の有無を推定するのは困難で[3]，術前あるいはMEN2が疑われた時には全例に遺伝学的検査をすべきである[3,4]。変異を同定することは，表現型と将来予測に関係するので重要である。発症時年齢は甲状腺髄様癌，褐色細胞腫ともに5歳以下に現れる症例が報告されているが，高PTH血症は10歳が最も若年の報告である[5]。また，1歳からC細胞過形成や甲状腺髄様癌がみられ，6歳で甲状腺髄様癌転移が認められたという報告をもとに検査対象年齢を考慮する。カルシトニン値が100pg/mL以上の甲状腺結節をもつ者には遺伝学的検査を行うことが推奨される[6,7]。変異のある患者の血縁者には，遺伝カウンセリングを行ったうえで，本人の同意を得て，遺伝学的検査を実施することが推奨される[8]。諸外国では着床前診断，出生前診断の報告があるが，わが国では予防的甲状腺全摘術を行えば予後が良好であるという理由のため，これらの検査の適応はないと考えられている[9]。

検査法

RET遺伝学的検査は各エクソン領域のダイレクトシークエンシング（直接塩基配列決定法）で行われる[10]。変異スクリーニングとしてはSSCP[11]やDHPLC[12,13]も有効とされているが，これらの方法は早晩用いられなくなるであろう。マイクロアレイで特定の変異を検出する方法は検出率に課題がある[14]。変異が判明している家系で，血縁者に対して発症前診断を行う場合はRFLPでもよい[10]。変異はエクソン10, 11, 16に集中しているが，エクソン13, 14, 15に検出されることがあり，この6つのエクソンを検査する

ことで98％の検出率となるので，全エクソンをシークエンシングする必要はない[15]。稀ではあるがエクソン8の変異が報告されており[10]，この場合は家族性甲状腺髄様癌のみならずMEN2Aもあり得る[16)17]。

■ 文　献

1) 内野眞也．【遺伝性内分泌腫瘍の基礎と臨床　遺伝カウンセリングに必要な知識】多発性内分泌腺腫症2型　遺伝カウンセリングの実際．ホルモンと臨 2009; 57: 249-254.
2) 日本内分泌外科学会・日本甲状腺外科学会編．甲状腺腫瘍診療ガイドライン2010年版，pp102-104，金原出版，東京，2010.
3) 脇屋滋子，内野眞也，渡邊陽子，他．【遺伝性腫瘍の遺伝子診断　研究から診療への課題】甲状腺髄様癌におけるRET遺伝子診断の先進医療．家族性腫瘍 2010; 10: 59-64.
4) 堀内喜代美．【家族性内分泌腫瘍　最新の知見と今後の問題点】Multiple endocrine neoplasia type2 (MEN2) 遺伝カウンセリングと予防的甲状腺全摘．内分泌外科 2008; 25: 89-95.
5) Margraf RL, Crockett DK, Krautscheid PM, et al. Multiple endocrine neoplasia type 2 RET protooncogene database: repository of MEN2-associated RET sequence variation and reference for genotype/phenotype correlations. Hum Mutat 2009; 30: 548-556.
6) Raue F, Frank-Raue K. Genotype-phenotype relationship in multiple endocrine neoplasia type 2. Implications for clinical management. Hormones (Athens) 2009; 8: 23-28.
7) Frank-Raue K, Rondot S, Raue F. Molecular genetics and phenomics of RET mutations: Impact on prognosis of MTC. Mol Cell Endocrinol 2010; 322: 2-7.
8) Raue F, Frank-Raue K. Update multiple endocrine neoplasia type 2. Fam Cancer 2010; 9: 449-457.
9) 亀井良政．【遺伝性内分泌腫瘍の基礎と臨床　遺伝カウンセリングに必要な知識】遺伝性内分泌腫瘍の出生前診断．ホルモンと臨 2009; 57: 285-287.
10) Prazeres HJ, Rodrigues F, Figueiredo P, et al. Occurrence of the Cys611Tyr mutation and a novel Arg886Trp substitution in the RET proto-oncogene in multiple endocrine neoplasia type 2 families and sporadic medullary thyroid carcinoma cases originating from the central region of Portugal. Clin Endocrinol (Oxf) 2006; 64: 659-666.
11) Bergant D, Hocevar M, Besic N, et al. Hereditary medullary thyroid cancer in Slovenia—genotype-phenotype correlations. Wien Klin Wochenschr 2006; 118: 411-416.
12) Torrente I, Arturi F, D'Aloiso L, et al. Evaluation of a DHPLC-based assay for rapid detection of RET germline mutations in Italian patients with medullary thyroid carcinoma. J Endocrinol Invest 2004; 27: 111-116.
13) Pazaitou-Panayiotou K, Kaprara A, Sarika L, et al. Efficient testing of the RET gene by DHPLC analysis for MEN 2 syndrome in a cohort of patients. Anticancer Res 2005; 25: 2091-2095.
14) Kim IJ, Kang HC, Park JH, et al. RET oligonucleotide microarray for the detection of RET mutations in multiple endocrine neoplasia type 2 syndromes. Clin Cancer Res 2002; 8: 457-463.
15) 小杉眞司．【遺伝性内分泌腫瘍の基礎と臨床　遺伝カウンセリングに必要な知識】遺伝性内分泌腫瘍の遺伝子診断の実際．ホルモンと臨 2009; 57: 205-210.
16) Poturnajova M, Altanerova V, Kostalova L, et al. Novel germline mutation in the transmembrane region of RET gene close to Cys634Ser mutation associated with MEN 2A syndrome. J Mol Med (Berl) 2005; 83: 287-295.
17) Bethanis S, Koutsodontis G, Palouka T, et al. A newly detected mutation of the RET proto-oncogene in exon 8 as a cause of multiple endocrine neoplasia type 2A. Hormones (Athens) 2007; 6: 152-156.

CQ 54 リスクのある血縁者に対する *RET* 遺伝学的検査の施行時期は？

推奨

▶ 小児においては、*RET* 変異のコドン部位別に遺伝学的検査開始年齢を考慮すべきである（グレード A）。

▶ 20 歳以降では、変異のコドン部位にかかわらず遺伝学的検査を考慮すべきである（グレード A）。

解説

一般的に、MEN2 のリスクのある血縁者に対する *RET* 遺伝学的検査の適応年齢が論じられることは少ない。MEN2A の場合はおおむね 2 歳までの幼年期にルーチンに遺伝学的検査を行うと述べている Frohnauer らの論文[1]があるが、他に具体的な年齢を示した論文はほとんどない。そこで過去の小児例での発症時年齢を基に考えていくこととなる。甲状腺髄様癌、褐色細胞腫、原発性副甲状腺機能亢進症が発症した最低年齢を表 1 に示す[2]。

甲状腺全摘の時期については、変異コドン別に過去に髄様癌が発症した最低年齢を参考に考えることとなる[3)~8)]。全摘の対象かどうかは遺伝学的検査で変異が確認された症例でないと議論できないので、必然的にその年齢以下で遺伝学的検査を行うことが前提である。褐色細胞腫や原発性副甲状腺機能亢進症が小児において MEN2 発症の契機に

表1 甲状腺髄様癌、褐色細胞腫、原発性副甲状腺機能亢進症が発症した最低年齢（歳）（Margraf ら[2]による）

RETコドン	甲状腺髄様癌	褐色細胞腫	原発性副甲状腺機能亢進症
609	5	22	38
611	7	30	40
618	7	19	41
620	5	19	
630	1		32
634	1.1	5	10
768	22	59	
790	9	28	
791	15	38	
804	6	28	10
883	10		
891	13	52	
918	0.17	12	

なることは少ないが，両者とも小児での報告例もあることに留意する[2)9)]。国際MENワークショップと米国甲状腺学会（American Thyroid Association；ATA）ガイドラインによる変異コドン別にみた予防的甲状腺全摘の年齢は**CQ55**の**表1**と**表2**を参照されたい。

小児に対する遺伝学的検査は親の同意が必要となる。小児に対する遺伝学的検査結果の開示が，本人および親にどのような心理的影響を及ぼすかを十分考慮する必要がある。また，遺伝子変異が陰性である場合にはsurvivor's guiltも起こり得ることは知っておきたい。

■ 文　献

1) Frohnauer MK, Decker RA. Update on the MEN 2A c804 RET mutation：is prophylactic thyroidectomy indicated？ Surgery 2000；128：1052-1057.
2) Margraf RL, Crockett DK, Krautscheid PM, et al. Multiple endocrine neoplasia type 2 RET protooncogene database：repository of MEN2-associated RET sequence variation and reference for genotype/phenotype correlations. Hum Mutat 2009；30：548-556.
3) Frank-Raue K, Rondot S, Raue F. Molecular genetics and phenomics of RET mutations：Impact on prognosis of MTC. Mol Cell Endocrinol 2010；322：2-7.
4) Machens A, Dralle H. Genotype-phenotype based surgical concept of hereditary medullary thyroid carcinoma. World J Surg 2007；31：957-968.
5) Calva D, O'Dorisio TM, Sue O'Dorisio M, et al. When is prophylactic thyroidectomy indicated for patients with the RET codon 609 mutation？ Ann Surg Oncol 2009；16：2237-2244.
6) Zenaty D, Aigrain Y, Peuchmaur M, et al. Medullary thyroid carcinoma identified within the first year of life in children with hereditary multiple endocrine neoplasia type 2A（codon 634）and 2B. Eur J Endocrinol 2009；160：807-813.
7) Punales MK, da Rocha AP, Meotti C, et al. Clinical and oncological features of children and young adults with multiple endocrine neoplasia type 2A. Thyroid 2008；18：1261-1268.
8) Szinnai G, Meier C, Komminoth P, et al. Review of multiple endocrine neoplasia type 2A in children：therapeutic results of early thyroidectomy and prognostic value of codon analysis. Pediatrics 2003；111：e132-139.
9) Milos IN, Frank-Raue K, Wohllk N, et al. Age-related neoplastic risk profiles and penetrance estimations in multiple endocrine neoplasia type 2A caused by germ line RET Cys634 Trp（TGC＞TGG）mutation. Endocr Relat Cancer 2008；15：1035-1041

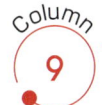

Column 9 MEN2 の遺伝カウンセリングにおける留意点

　MEN2 の遺伝カウンセリングにおいても，他の家族性腫瘍の場合と同様に，疾患に関する適切な情報提供と心理社会的支援の2つが重要な要素である。

1. 適切な情報提供

　患者の既往歴，家族歴を聴取する。その際，褐色細胞腫や甲状腺癌の罹患を示唆するような血縁者はいないかチェックする。臨床情報から，MEN2 の家族歴があるのか，またどの病型に属するかなどを検討する。甲状腺髄様癌の場合，約3割は遺伝的素因を有するが，このうち 1/3 は MEN2 の家族歴がない。*RET* 遺伝学的検査の結果は，甲状腺癌の術式決定などその後のクライエントの健康管理に重要な情報である。*RET* 遺伝学的検査は MEN2 型患者をケアするうえで選択肢の一つではあるが，術式の選択や今後の健康管理に遺伝学的検査の情報が重要な意義をもつため，現在では検査を受けることを積極的に勧める場合が多い。MEN2 に関して，表1のような情報提供を行う。

表1　MEN2の遺伝カウンセリングにおける説明事項（例）

1. MEN とはどのような疾患か
    1) 遺伝形式
    2) 病型，臨床的な特徴，浸透率
       甲状腺髄様癌，褐色細胞腫，副甲状腺機能亢進症
    3) 診断（臨床的，遺伝学的）
    4) 対策（本人および血縁者）
       術前であればMEN であった場合の術式，今後の検診プラン
2. *RET* 遺伝学的検査
    1) 実際（採血，費用，要日数）
    2) 遺伝学的検査の意義と注意事項
3. その他
    1) インターネットの情報サイトや患者会のアクセス
       例）多発性内分泌腫瘍症情報サイト　http://men-net.org/
       　　むくろじの会　など
    2) 不明な点や困ったことがあった場合の当方の連絡先

2. 心理社会的支援

　MEN2 の場合，適切な医療介入を行えば生命予後は決して悪くないことをクライエントに説明して理解を得ることが重要である。また，患者は自分一人ではないことを改めて認識してもらい，多くの医療スタッフも支援することを説明する。疾患に関する情報収集のためのインターネットのサイトや患者会の情報提供なども有用である（☞146頁,付1.「国内のMEN データベース」参照）。*RET* 変異が認められれば，生涯にわたって当該患者および血縁者のフォローアップを行う。

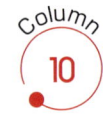

Column 10 RET 遺伝学的検査実施施設，手続きについて

　RET 遺伝学的検査は，2012 年 12 月現在，保険適用になっていない。本検査を実施する場合，研究としてあるいは自由診療として検査会社に委託する方法と，先進医療として承認されている施設で実施する方法がある（**表 1**）。

　検査会社に委託する場合には，当該会社と委託に関する契約を結び，また院内では倫理審査委員会の承認を受けておく（各医療機関の IRB などの委員会の指示に従う）。実際の運用は，日本衛生検査所協会の遺伝学的検査受託に関する倫理指針に準拠する。この場合は各医療機関で遺伝カウンセリングを行うことが推奨される。実施にあたっては，遺伝学的検査に関するガイドラインを遵守する。

　先進医療として実施する場合は，被検者が当該施設に受診して遺伝カウンセリングを受ける必要がある。現在，RET 遺伝子に関しては先進医療として 3 施設で実施しており，手術など各医療機関で実施して遺伝学的検査の目的のみの受診も可能である。2 施設では検査結果の説明までの 2 回の遺伝外来受診料を含めて先進医療の費用を設定している。

　遺伝学的検査の解釈には注意を要する場合がある。すでに病的変異として報告がある変異の場合には問題ないが，1 塩基多型（single nucleotide polymorphism；SNP）を病的変異と混同しているようなケースも見聞されるので，主な RET 変異部位以外の塩基置換が認められた場合には，専門家の意見を聞いてから患者に結果を開示することが望ましい。

表 1　RET 遺伝学的検査実施施設

会　社	解析領域および解析方法	結果返却までの期間	連絡先
【受託会社】			
㈱エスアールエル	exon10,11,13-16 PCR-direct sequence	約 3 週間	データインフォメーション TEL 042-646-5911
㈱ビー・エム・エル	exon10,11,13-16 PCR-direct sequence	3 週間	インフォメーションセンター TEL 049-232-3131
㈱ファルコバイオシステムズ	PCR-direct sequencing MEN2A/FMTC：exon10,11,13,14,15 MEN2B：exon15（A883F），exon16（M918T,S922Y）	14〜15 日	バイオ事業推進部遺伝子営業課 TEL 0774-46-2639 http://www.falco-genetics.com/
【先進医療】			
野口記念会野口病院	exon10,11,13-16 PCR-direct sequence	2 週間	TEL 0977-21-2151
群馬大学	exon10,11,16		群馬大学医学部附属病院第一内科 TEL 027-220-8132
がん研有明病院	exon10,11,13-16 PCR-direct sequence	2〜3 週間	医療連携室 TEL 03-3570-0506 renkei@jfcr.or.jp

4. 治 療

a. 甲状腺髄様癌

CQ 55 MEN2における甲状腺髄様癌に対する手術適応は？

推奨

▶ 臨床的に明らかな甲状腺髄様癌は全例が手術適応である（グレード A）。

▶ 局所進行例や遠隔転移の激しい症例では，局所制御と QOL および予測される生命予後とのバランスを考慮して，手術適応を決定する（グレード C）。

▶ 髄様癌が臨床的に明らかでない未発症変異保有者に対する予防的甲状腺切除手術の適応と時期は，病型，遺伝子変異の部位によるリスクに応じて決定する（グレード A）。

解説

超音波検査，穿刺吸引細胞診や血中カルシトニン測定により臨床診断される甲状腺髄様癌のうち，N0M0 症例の多くは手術による根治が可能である。しかしながら，髄様癌のリンパ節転移率は高く[1,2]，転移陽性例での術後生化学的治癒率は必ずしも高くない。髄様癌の生命予後は年齢とステージによって決定され手術術式には左右されない[3]，あるいは拡大手術を要する症例の予後は不良である[4]といった報告もあり，特に進行髄様癌に対しては，局所制御と QOL 維持のバランスを考慮した手術適応決定が望まれる。

一般に MEN2B の発症は，MEN2A よりも 10 年ほど早く，予後不良であるのに対し，家族性甲状腺髄様癌（FMTC）の発症は遅く，髄様癌の浸透率も低い[5,6]。*RET* 変異の部位と表現型の関連性を吟味したうえで，1999 年開催の第 7 回国際 MEN ワークショップにおけるコンセンサスガイドライン[7]では遺伝子変異の部位による 3 段階のリスク分類を呈示し，未発症の *RET* 変異保有者に対する予防的甲状腺全摘手術の時期を呈示した（表 1）。2009 年発行の米国甲状腺学会（ATA）のガイドライン[8]ではさらなるエビデンスの積み上げ[9〜13]に基づき，リスクレベルを A から D の 4 段階に細分化し，対応を明記している（表 2）。予防手術においては，転移を生ずる以前に手術を行うこと，副甲状腺機能低下などの合併症を残さないことの両立が求められる。

表1 第7回国際MENワークショップにおけるコンセンサスガイドライン[7]によるリスクレベル分類と予防手術の時期

リスクレベル	RET 変異部位	予防手術の時期
Level 1	MEN2B または 883, 918, 922	生後6カ月以内（できれば1カ月以内）
Level 2	611, 618, 620, 634	5 歳以前
Level 3	609, 768, 790, 791, 804, 891	コンセンサスなし

表2 ATAガイドライン[8]におけるリスクレベル分類と予防手術の時期

リスクレベル	RET 変異部位	予防手術の時期
D	804＋805, 804＋806, 804＋904, 883, 918	1歳以内（できるだけ早く）
C	634	5 歳以前
B	609, 611, 618, 620, 630, 631, 633, 804＋778	5 歳以前に考慮 条件*がそろえば延期可能
A	321, 515, 531, 532, 533, 600, 603, 606, 635, 649, 666, 768, 777, 790, 791, 804, 819, 833, 844, 866, 891, 912	条件*がそろえば延期可能

*手術延期の条件：血清カルシトニン（刺激試験下）正常，頸部超音波検査正常，aggressive でない髄様癌の家族歴，家族の意向

■ 文　献

1) Moley JF, DeBenedetti MK. Patterns of nodal metastases in palpable medullary thyroid carcinoma：recommendations for extent of node dissection. Ann Surg 1999；229：880-888.
2) Weber T, Schilling T, Frank-Raue K, et al. Impact of modified radical neck dissection on biochemical cure in medullary thyroid carcinomas. Surgery 2001；130：1044-1049.
3) Modigliani E, Cohen R, Campos JM, et al. Prognostic factors for survival and for biochemical cure in medullary thyroid carcinoma：results in 899 patients. The GETC Study Group. Groupe d'étude des tumeurs à calcitonine. Clin Endocrinol 1998；48：265-273.
4) Pelizzo MR, Boschin IM, Bernate P, et al. Natural history, diagnosis, treatment and outcome of medullary thyroid cancer：37 years experience on 157 patients. Eur J Surg Oncol 2007；33：493-497.
5) Machens A, Gimm O, Hinze R, et al. Genotype-phenotype correlations in hereditary medullary thyroid carcinoma：oncological features and biochemical properties. J Clin Endocrinol Metab 2001；86：1104-1109.
6) O'Riordain DS, O'Brien T, Weaver AL, et al. Medullary thyroid carcinoma in multiple endocrine neoplasia types 2A and 2B. Surgery 1994；116：1017-1023.
7) Brandi ML, Gagel RF, Angeli A, et al. Guidelines for diagnosis and therapy on MEN type 1 and type 2. J Clin Endocrinol Metab 2001；86：5658-5671.
8) Kloos RT, Eng C, Evans DB, et al；American Thyroid Association Task Force. Medullary thyroid cancer：management guidelines of the American Thyroid Association. Thyroid 2009；19：565-612.
9) Machens A, Holzhausen HJ, Thanh PN, et al. Malignant progression from C-cell hyperplasia to medullary thyroid carcinoma in 167 carriers of RET germline mutations. Surgery 2003；134：425-431.
10) Machens A, Niccoli-Sire P, Hoegel J, et al；European Multiple Endocrine Neoplasia（EUROMEN）Study Group. Early malignant progression of hereditary medullary thyroid cancer. N Eng J Med

2003; 349: 1517-1525.
11) Skinner MA, Moley JA, Dilley WG, et al. Prophylactic thyroidectomy in multiple endocrine neoplasia type 2A. N Eng J Med 2005; 15: 1105-1113.
12) Frank-Raue K, Buhr H, Dralle H, et al. Long-term outcome in 46 gene carriers of hereditary medullary thyroid carcinoma after prophylactic thyroidectomy: impact of individual RET genotype. Eur J Endocrinol 2006; 155: 229-236.
13) Machens A, Dralle H. Genotype-phenotype based surgical concept of hereditary medullary thyroid carcinoma. World J Surg 2007; 31: 957-968.

CQ 56 MEN2における甲状腺髄様癌に対する術式は？

推奨

▶ 遺伝性甲状腺髄様癌に対しては甲状腺全摘を行う（グレード A）。

▶ 臨床的にリンパ節転移が明らかでない遺伝性甲状腺髄様癌に対しても，予防的に中心領域郭清を行う（グレード B）。

▶ 予防的な患側あるいは両側側頸部郭清の追加については，腫瘍径やカルシトニン値を参考に決定する（グレード C1）。

▶ 臨床的にリンパ節転移を認める症例には，転移の存在範囲に応じた治療的領域郭清を行う（グレード B）。

▶ RET 変異保有未発症者に対する予防的甲状腺全摘手術では，中心領域郭清は必ずしも必要としない（グレード C1）。

解説

　遺伝性髄様癌は両側多発性が特徴であり，甲状腺温存切除は勧められない。一方，Miyauchi ら[1]は，RET 変異陰性の髄様癌 40 例はすべて片側性で，残存甲状腺再発を認めなかったと報告しており，散発型髄様癌に対しては，術前超音波検査にて対側の腺葉に病変がないと判断した場合，非全摘でも全摘と同等の良好な予後が得られる可能性がある。

　リンパ節郭清の有無や郭清範囲の違いが予後に及ぼす影響についての明らかなエビデンスはないが，臨床的に明らかな髄様癌のリンパ節転移率は高く[2,3]，術前超音波検査などで N0 であっても，予防的に中心領域郭清を行うことには一定のコンセンサスがある[4]。超音波による中心領域リンパ節転移の診断精度は高くないこと，同部の再手術は合併症率が高いことが主な理由である。

　一方，潜在性側頸部リンパ節転移も頻度が高く，中心領域リンパ節転移の数に相関して頻度が増し，反対側転移も少なくない[2,5]ことから，予防的両側側頸部郭清を推奨する意見もあるが[2]，最近では消極的な意見が多い[4]。臨床的にリンパ節転移陰性の症例に対し，予防的側頸部郭清を行っても生化学的治癒が得られない症例が 38％あり[6]，こうした症例ではすでに微小な遠隔転移が起こっていると考えられるためである。特に術前非刺激カルシトニン値＞ 300 pg/mL または腫瘍径＞ 10 mm では，生化学的治癒率は 50％にすぎなかったという[6]。

　リンパ節転移陽性例では，生化学的治癒は 10％の症例でしか得られないとされる[6]。カルシトニン値＞ 3,000 pg/mL，腫瘍径＞ 40 mm，リンパ節転移 10 個以上，2 領域以上に及ぶリンパ節転移例では特に生化学的治癒率は低い[3,6-8]。しかしながら，臨床的リンパ節転移陽性例に対しては，局所制御率向上を目指した領域郭清が行われることが多い[9]。米国甲状腺学会（ATA）のガイドラインでは，リンパ節転移陽性例およびカル

シトニン値＞400 pg/mL の症例では頸部・胸部・腹部 CT などによりリンパ節転移の有無と範囲，遠隔転移の有無の評価を行ったうえで，手術方針を決定することを勧めている[4]。

予防的甲状腺全摘手術に際してのリンパ節郭清については，術前非刺激カルシトニン値＜40 pg/mL ではリンパ節転移例は稀である[6)10)11)]ことから，ATA ガイドライン[4]では，これらの症例には予防的（中心領域）郭清は不要であるとする一方，腫瘍径＞5 mm またはカルシトニン値＞40 pg/mL の症例では慎重なリンパ節評価を勧めている。また，予後不良の MEN2B 症例の予防手術においては，中心領域および両側頸部郭清を勧める意見もある[12]が，同ガイドラインは生後1年以内の予防手術であれば，上記条件に従ってよいとしている[4]。

■ 文　献

1) Miyauchi A, Matsuzuka F, Hirai K, et al. Prospective trial of unilateral surgery for nonhereditary medullary thyroid carcinoma in patients without germline RET mutations. World J Surg 2002; 26: 1023-1028.

2) Moley JF, DeBenedetti MK. Patterns of nodal metastases in palpable medullary thyroid carcinoma: recommendations for extent of node dissection. Ann Surg 1999; 229: 880-888.

3) Weber T, Schilling T, Frank-Raue K, et al. Impact of modified radical neck dissection on biochemical cure in medullary thyroid carcinomas. Surgery 2001; 130: 1044-1049.

4) Kloos RT, Eng C, Evans DB, et al; American Thyroid Association Task Force. Medullary thyroid cancer: management guidelines of the American Thyroid Association. Thyroid 2009; 19: 565-612.

5) Machens A, Hauptmann S, Dralle H. Prediction of lateral lymph node metastases in medullary thyroid cancer. Br J Surg 2008; 95: 586-591.

6) Machens A, Schneyer U, Holzhausen HJ, et al. Prospects of remission in medullary thyroid carcinoma according to basal calcitonin level. J Clin Endocrinol Metab 2005; 90: 2029-2034.

7) Scollo C, Baudin E, Travagli JP, et al. Rationale for central and bilateral lymph node dissection in sporadic and hereditary medullary thyroid cancer. J Clin Endocrinol Metab 2003; 88: 2070-2075.

8) Machens A, Gimm O, Ukkat J, et al. Improved prediction of calcitonin normalization in medullary thyroid carcinoma patients by quantitative lymph node analysis. Cancer 2000; 88: 1909-1915.

9) Dralle H, Damm I, Scheumann GF, et al. Compartment-oriented microdissection of regional lymph nodes in medullary thyroid carcinoma. Surg Today 1994; 24: 112-121.

10) Scheuba C, Kaserer K, Bieglmayer C, et al. Medullary thyroid microcarcinoma recommendations for treatment--single-center experience. Surgery 2007; 142: 1003-1010.

11) Frank-Raue K, Buhr H, Dralle H, et al. Long-term outcome in 46 gene carriers of hereditary medullary thyroid carcinoma after prophylactic thyroidectomy: impact of individual RET genotype. Eur J Endocrinol 2006; 155: 229-236.

12) Leboulleux S, Travagli JP, Caillou B, et al. Medullary thyroid carcinoma as part of a multiple endocrine neoplasia type 2B syndrome: influence of the stage on the clinical course. Cancer 2002; 94: 44-50.

CQ57 MEN2における甲状腺髄様癌に対する手術以外の治療は？

推奨

▶ 化学療法，放射線療法による治療効果は限定的である（グレードC1）。

▶ 分子標的薬の効果が期待される（グレードB）。

解説

非根治手術例や遠隔転移を有する進行・再発例において，遺残腫瘍部位や遠隔転移の部位に応じて，化学療法（ドキソルビシン，シスプラチン，5-FU，ビンクリスチン，ダカルバジンなどの単剤あるいは多剤併用）や外照射などが行われることがある。しかしその治療効果は限定的であり，積極的には推奨できない[1)2)]。ソマトスタチン誘導体や肝転移に対する化学塞栓療法も同様で，効果はあまり期待できない[3)4)]。しかしこれらの治療により一部の症例で腫瘍の縮小，腫瘍マーカーである血清カルシトニン値やCEA値の減少をみることがあり，病状の進行に伴う下痢や腹痛などの症状が軽快することがある。抗CEA抗体による放射免疫療法や^{131}I-MIBG大量投与などの方法も試みられているが，現状では国内での施行は困難である[3)]。

最近，分子標的薬であるバンデタニブの，進行・再発髄様癌症例に対する有効性が報告され，2011年4月に米国FDAの承認を取得した[5)]。この報告によると，無増悪生存期間中央値は，プラセボ群100例の16.4カ月に対して，バンデタニブ300mg/日内服群231例では22.6カ月と有意に延長した（ハザード比0.46，95% CI：0.39-0.61，$p<0.001$）。また，カボザンチニブも同様に進行・転移性髄様癌に対する効果が示され，2012年11月に米国FDAの承認を取得した。今後，わが国におけるバンデタニブやカボザンチニブの承認が待たれる。

文献

1) Hoff AO, Hoff PM. Medullary thyroid carcinoma. Hematol Oncol Clin North Am 2007；21：475-488.
2) Gertner ME, Kebebew E. Multiple endocrine neoplasia type 2. Curr Treat Options Oncol 2004；5：315-325.
3) Brauckhoff M, Lorenz K, Ukkat J, et al. Medullary thyroid carcinoma. Scand J Surg 2004；93：249-260.
4) Peczkowska M, Januszewicz A. Multiple endocrine neoplasia type 2. Fam Cancer 2005；4：25-36.
5) Wells SA Jr, Robinson BG, Gagel RF, et al. Vandetanib in patients with locally advanced or metastatic medullary thyroid cancer：a randomized, double-blind phaseⅢ trial. J Clin Oncol 2012；30：134-141.

CQ 58 MEN2 における甲状腺髄様癌の予後は？

推 奨

▶ 年齢と進行度をマッチさせれば，遺伝性と散発性の甲状腺髄様癌の生存率に明らかな差はない（グレード C1）。

▶ 髄様癌全体での 10 年生存率は 56～91％である（グレード C1）。

▶ 遺伝学的スクリーニングでみつかり早期手術を受けた MEN2 の髄様癌の多くは予後良好である（グレード B）。

▶ MEN2A に関連する *RET* 変異（コドン 611, 618, 620, 634）は，FMTC に関連する変異（コドン 609, 768, 790, 791）より髄様癌の悪性度が高い（グレード B）。

▶ MEN2B（コドン 883, 918）の髄様癌の予後は最も不良である（グレード B）。

解 説

　髄様癌の予後についての報告はいくつかあるが，多くの場合，遺伝性か非遺伝性かの区別はされていない。遺伝性，非遺伝性を問わなければ，10 年生存率は 80％に近い[1]。遺伝性の中では，MEN2A に関連する変異（コドン 611, 618, 620, 634）は，FMTC に関連する変異（コドン 609, 768, 790, 791）より悪性度が高いと考えられており，さらに MEN2B（コドン 883, 918）の予後は最も不良である[2,3]。しかしながら，年齢と進行度をマッチさせれば，遺伝性も，非遺伝性も，生存率は似通っているとの報告もあり，発見された時点の進行度の違いであるとの主張もある[4]。術後の自然経過はさまざまであり，残存病変が何年にもわたって進行しないものから，再発転移の急速進行や褐色細胞腫により引き起こされる合併症が死につながる場合もある[5]。表現型や遺伝型ごとの予後の報告もあるが，症例数の少なさから，進行度の偏りが大きく，エビデンスレベルの高い報告はない。2002 年の日本甲状腺外科学会の集計による表現型別 5 年生存率は，FMTC 100％，MEN2A 96.9％，Sporadic MTC 90.8％，MEN2B 73.8％であった[6]。術後の負荷試験下の血中カルシトニン値が正常である症例の再発率は極めて低く，また，血中 CEA，カルシトニン値の倍加時間を求めることは，髄様癌の予後を予測するうえで非常に有用である[7]が，表現型や遺伝型ごとに調べたエビデンスレベルの高い報告はない。同じ家系や，同じ変異部位の症例間でも，倍加時間に差がみられることもある。スクリーニング実施時年齢にもよるが，一般に，遺伝学的スクリーニングでみつかり早期手術を受けた MEN2 の髄様癌の多くは予後良好と考えられ，将来十分な長期追跡データが得られた場合，非有病一般集団の予後とほとんど変わらないことが期待される[8]。

文 献

1) Cupisti K, Wolf A, Raffel A, et al. Long-term clinical and biochemical follow-up in medullary

thyroid carcinoma: a single institution's experience over 20 years. Ann Surg 2007; 246: 815-821.
2) Yip L, Cote GJ, Shapiro SE, et al. Multiple endocrine neoplasia type 2: evaluation of the genotype-phenotype relationship. Arch Surg 2003; 138: 409-416; discussion 416.
3) Leboulleux S, Travagli JP, Caillou B, et al. Medullary thyroid carcinoma as part of a multiple endocrine neoplasia type 2B syndrome: influence of the stage on the clinical course. Cancer 2002; 94: 44-50.
4) Raue F. German medullary thyroid carcinoma / multiple endocrine neoplasia registry. German MTC/MEN Study Group. Medullary Thyroid Carcinoma/Multiple Endocrine Neoplasia Type 2. Langenbecks Arch Surg 1998; 383: 334-336.
5) You YN, Lakhani V, Wells SA Jr, et al. Medullary thyroid cancer. Surg Oncol Clin N Am 2006; 15: 639-660.
6) Kameyama K, Takami H. Medullary thyroid carcinoma: nationwide Japanese survey of 634 cases in 1996 and 271 cases in 2002. Endocr J 2004; 51: 453-456.
7) Miyauchi A, Matsuzuka F, Kuma K, et al. Evaluation of surgical results and prediction of prognosis in patients with medullary thyroid carcinoma by analysis of serum calcitonin levels. World J Surg 1988; 12: 610-615.
8) Bergholm U, Bergström R, Ekbom A. Long-term follow-up of patients with medullary carcinoma of the thyroid. Cancer 1997; 79: 132-138.

CQ 59 未発症 RET 変異保有者に対する予防的甲状腺全摘術の適応は？

推奨

▶ 未発症 RET 変異保有者に対して予防的全摘術が望まれる（グレード A）。

▶ 予防的全摘術の時期の指標としては米国甲状腺学会（ATA）のガイドラインが最新である（グレード B）。

解説

　MEN2 や家族性甲状腺髄様癌の未発症 RET 変異保有者に対して予防的甲状腺全摘術を施行することに異論を唱える医療者は少ないと思われる。しかし，問題となるのはその手術の時期である。

　2001 年に Brandi らが RET 変異部位と髄様癌発症の報告論文を集積して，適切な予防的甲状腺全摘術を施行する年齢の指標を提案した（☞ CQ55，表 1 参照）[1]。2009 年に米国甲状腺学会が公開した甲状腺髄様癌に関するガイドラインでは，甲状腺髄様癌の発症リスク分類と予防的甲状腺全摘術の推奨年齢を新たに提唱している（☞ CQ55，表 2 参照）[2]。しかし実際には，その推奨年齢どおりに治療をしている報告は少ない。

　2003 年に Machens らが 207 人の 20 歳以下の無症候性の RET 変異保有者に対して甲状腺全摘術を施行し報告した。それによると，前述の 2001 年に発表されたコンセンサスガイドラインで level 2 に相当する，コドン 634 に変異をもつ生後 15 カ月の患者に甲状腺髄様癌が確認され，level 3 に相当するコドン 804 や 891 でも 10 歳代で癌の発症が確認された。特にコドン 634 の変異をもつ場合の髄様癌の累積発症リスクを求めると，1 歳から髄様癌発症のリスクを認め，毎年そのリスクは数％〜10％ずつ上昇し 20 歳までにはほとんどが発症すると予測された。頸部リンパ節転移は 14 歳以降に認められている。彼らの結果は，level 3（コドン 609，630，768，790，791，804，891）の変異をもつ未発症者に対する 10 歳までの予防的手術および 20 歳までの中央区域のリンパ節郭清の必要性を認めないものであった[3]。同様に，コドン 609 に変異を有する患者 16 人を対象とした後ろ向き研究で，年 1 回のカルシトニン測定を行うことで 10 歳から 15 歳まで甲状腺手術を遅らせることが可能とする報告がある[4]。

　しかし本来「予防的」甲状腺全摘術が，髄様癌未発症の正常甲状腺の状態での手術を意味するとすれば，より早期での治療が原則であろう。MEN2 はすべて 2 歳または 5 歳までに手術をしたほうがよい[5,6]，という意見もある。若年者のみを対象として予防的甲状腺全摘術の結果をまとめた報告では，術後のペンタガストリン刺激試験の結果，7 歳以下ではすべて反応なく，8 歳以上の約 21％が陽性反応を示し，残存腫瘍の存在を示唆している[7]。しかし，エビデンスに基づいた予防手術の最適年齢を決定するには至っていない。RET 遺伝子が同定される以前は，ペンタガストリンによる刺激試験で陽性反応を得た時点が手術を勧めるタイミングになっていた。しかしその時点ではすでに甲

状腺髄様癌を発症しているという報告を認める[7,8]。そのため厳密には「予防的」甲状腺全摘にはならない。また，ペンタガストリンの製造中止により従来の刺激試験は今後施行不可能となった。現在はカルシウム単剤による刺激試験が行われており，これに対して一定の解釈を得るまでには時間を要すると思われる。

　日本では，前述のガイドラインどおりに予防的甲状腺全摘術を行っている施設はほとんどない。理由として早期手術による予後改善のエビデンスが不十分であること，正常甲状腺に対する予防的手術は日本の医療制度のもとでは自費診療とせざるを得ないことなどが関係しており，共通のコンセンサスを得ていないのが現状である。

■ 文　献

1) Brandi ML, Gagel RF, Angeli A, et al. Guidelines for diagnosis and therapy of MEN type 1 and type 2. J Clin Endocrinol Metab 2001; 86: 5658-5671.
2) American Thyroid Association Task Force; Kloos RT, Eng C, Evans DB, et al. Medullary thyroid cancer: management guidelines of the American Thyroid Association. Thyroid 2009; 19: 565-612.
3) Machens A, Niccoli-Sire P, Hoegel J, et al; European Multiple Endocrine Neoplasia (EUROMEN) Study Group. Early malignant progression of hereditary medullary thyroid cancer. N Engl J Med 2003; 349: 1517-1525.
4) Calva D, O'Dorisio TM, Sue O'Dorisio M, et al. When is prophylactic thyroidectomy indicated for patients with the RET codon 609 mutation? Ann Surg Oncol 2009; 16: 2237-2244.
5) Telander RL, Zimmerman D, Sizemore GW, et al. Medullary carcinoma in children. Results of early detection and surgery. Arch Surg 1989; 124: 841-843.
6) Skinner MA, DeBenedetti MK, Moley JF, et al. Medullary thyroid carcinoma in children with multiple endocrine neoplasia types 2A and 2B. J Pediatr Surg 1996; 31: 177-181.
7) Skinner MA, Moley JA, Dalley WG, et al. Prophylactic thyroidectomy in multiple endocrine neoplasia type 2A. N Engl J Med 2005; 353: 1105-1113.
8) Elisei R, Romei C, Renzini G, et al. The timing of total thyroidectomy in RET gene mutation carriers could be personalized and safely planned on the basis of serum calcitonin: 18 years experience at one single center. J Clin Endocrinol Metab 2012; 97: 426-435.

b. 褐色細胞腫

CQ 60　MEN2における褐色細胞腫に対する手術適応は？

推奨

▶ 基本的には手術適応である（グレードB）。

▶ 甲状腺髄様癌が併存する場合でも褐色細胞腫の手術を先行する（グレードB）。

▶ 両側副腎褐色細胞腫でどちらか一側副腎の褐色細胞腫が小さく内分泌活性も低い場合には，まず大きな褐色細胞腫の存在する側の副腎摘出術を行って慎重に対側副腎の経過観察したうえで手術時期を見定める意見がある（グレードC1）。

解説

　褐色細胞腫に対する最も有効な治療法は外科的切除である。散発例については褐色細胞腫の診断が確認できれば手術適応であり，MEN2の褐色細胞腫も基本的には診断が確認されれば手術適応と捉える見解が一般的であるが，50％が両側副腎に発症し，異時性両側発生の頻度も高いことから，手術術式と手術時期については必ずしも統一された見解に至っていない。1995年の欧州での予後調査では，褐色細胞腫を発症したMEN2患者では褐色細胞腫による死亡が死因の64.1％を占めており，褐色細胞腫が放置されればMEN2患者の最も危険な死亡原因となることが報告されている[1]。このような背景から褐色細胞腫の存在自体をハイリスクと捉えて診断が確定すれば積極的に手術適応とする見解が多い[2)~5)]。特にMEN2患者で甲状腺髄様癌が併存する場合は甲状腺手術に先立って褐色細胞腫を摘出しておくべきである。一方で，片側副腎摘出後に対側副腎に内分泌活性の低い小さな褐色細胞腫が生じたMEN2患者では，副腎皮質機能温存の立場から経過観察を行い，褐色細胞腫が大きくなってから手術を行うべきという意見もある[6)7)]。

　MEN2患者で両側副腎褐色細胞腫が確認されたとき，副腎皮質機能温存と褐色細胞腫のリスクのバランスによって手術術式や手術時期といった外科治療戦略の考え方に差異が生じる。両側の腫瘍がいずれも大きなものであれば両側副腎腫瘍に対する手術適応と判断できるが，褐色細胞腫に明確な左右差があり，どちらか一側の副腎の褐色細胞腫の腫瘍径が小さい症例では，一期的に両側副腎手術を行うか（術式では両側副腎全摘を行うか皮質機能温存手術を行うか），まず大きな褐色細胞腫の存在する片側の副腎摘出術を行い対側副腎については経過観察して手術の適期を判断するかについてコンセンサスは得られていない。

■ 文献

1) Modigliani E, Vasen HM, Raue K, et al. Pheochromocytoma in multiple endocrine neoplasia type 2: European study. The Euromen Study Group. J Intern Med 1995; 238: 363-367.
2) van Heerden JA, Sizemore GW, Carney JA, et al. Surgical management of the adrenal glands in the multiple endocrine neoplasia type II syndrome. World J Surg 1984; 8: 612-621.
3) Lairmore TC, Ball DW, Baylin SB, et al. Management of pheochromocytoma in patients with multiple endocrine neoplasia type 2 syndromes. Ann Surg 1993; 217: 595-601.
4) Brauckhoff M, Gimm O, Dralle H. Preoperative and surgical therapy in sporadic and familial pheochromocytoma. Front Horm Res 2004; 31: 121-144.
5) Grant CS: Pheochromocytoma. In: Clark OH, Duh QY, Kebebew E (eds): Textbook of Endocrine Surgery. 2nd ed. Philadelphia: WB Saunders Co. (Elsevier Saunders), 2005: 621-633.
6) Tibblin S, Dumling JF, Ingemansson S, et al. Unilateral versus bilateral adrenalectomy in multiple endocrine neoplasia IIA. World J Surg 1983; 7: 201-208.
7) Okamoto T, Obara T, Ito Y, et al. Bilateral adrenalectomy with autotransplantation of adrenocortical tissue or unilateral adrenalectomy: Treatment options for pheochromocytomas in multiple endocrine neoplasia type 2A. Endocr J 1996; 43: 169-175.

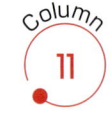

Column 11　予防的副腎摘出術，皮質機能温存手術について

　MEN2の褐色細胞腫は悪性の頻度が低い。両側副腎全摘を行うと副腎皮質ホルモン補充療法が必須であり，生涯にわたって副腎不全（アジソニアンクライシス）に陥る危険がつきまとうことから，褐色細胞腫を発症していない副腎に対する予防的副腎全摘は勧められない。両側副腎全摘患者の副腎不全は生命の危険が大きく，死亡例も複数報告されている。

　MEN2で両側副腎褐色細胞腫を認める場合でも，副腎不全の危険を回避する目的で腫大していない副腎組織を残して副腎皮質機能の温存を図る手術法が試みられている。副腎皮質機能の温存を図るadrenal-sparingもしくはcortical-sparingといわれる術式は，片側ないし両側副腎の部分切除である。温存した副腎には皮質のみならず髄質組織も含まれるので，褐色細胞腫の再発について長期にわたる慎重な経過観察が必須である。再発した場合の手術を考慮して，温存する副腎組織は両側とせずに片側に留めることを勧める意見がある。

　一方で，温存する副腎組織量が少なすぎると十分な副腎皮質機能が保たれない。皮質機能温存を図る場合の副腎残置量については，一側副腎の少なくとも25～33％が必要と報告されている。また，皮質温存手術では温存副腎部の副腎静脈の血行温存は必須ではないが，温存副腎組織への血行不良を避けるために周囲脂肪織との剝離操作は最小限に留めることが術中の注意点として挙げられている。

CQ 61 MEN2 における褐色細胞腫に対する術式は？

推 奨

▶ 腹腔鏡下副腎摘出術が推奨される。ただし，浸潤が疑われる場合，あるいは術者の技量に余る大きさの腫瘍では開放手術を選択するのがよい (グレード B)。

▶ 両側性の場合は部分切除術も選択肢となる (グレード C1)。

解 説

 副腎腫瘍に対する腹腔鏡下副腎摘出術は，開放手術と同等の手術成績で，より低侵襲であり，褐色細胞腫を含む良性副腎腫瘍に対して第一選択にされるべき標準術式とされている[1]。腫瘍径 6 cm までを腹腔鏡手術の適応とするのが一般的であるが，より大きな腫瘍でも実施可能であるとの報告もある[2,3]。副腎偶発腫瘍では腫瘍サイズと悪性との相関が指摘されているが，副腎褐色細胞腫では腫瘍径とは関連がないとする報告もあり[4]，臨床所見，術者の経験などから総合的に判断する必要がある。局所浸潤やリンパ節腫脹などの悪性を疑う所見があるものは開放手術が選択されるべきである。また，以前に腹部手術既往のあるもの，あるいは腹膜炎の既往があるなどの場合には経腹膜到達法は技術的に困難であり，後腹膜到達法あるいは開放手術が勧められる。開放手術，腹腔鏡手術いずれの術式にしろ，術中の腫瘍損傷により腫瘍細胞が播種する可能性が想定される[3,5)~8)]。このため，他の副腎腫瘍以上に手術操作には細心の注意が必要であり，術後再発に十分留意し，術後も永続的な経過観察が必須である。

 両側副腎摘出後の副腎不全（アジソニアンクライシス）のリスクは，高いものでは 15％，死亡率は 3％と報告されている[9]。一方，MEN2 では悪性褐色細胞腫の頻度が 5％未満と少なく[10]，悪性褐色細胞腫による死亡のリスクは少ないと考えられる。このことから，両側性の場合は部分切除術も一案と考えられる。なお，副腎部分切除術，皮質温存手術については Column 11（134 頁）を参照されたい。

文 献

1) 田中正利，桶川隆嗣，酒井英樹，他．副腎腫瘍に対する腹腔鏡下副腎摘除術のガイドライン．Jpn J Endourol ESWL 2008; 21: 3-14.
2) Kercher KW, Novitsky YW, Park A, et al. Laparoscopic curative resection of pheochromocytomas. Ann Surg 2005; 241: 919-926.
3) Walz MK, Alesina PF, Wenger FA, et al. Laparoscopic and retroperitoneoscopic treatment of pheochromocytomas and retroperitoneal paragangliomas: results of 161 tumors in 126 patients. World J Surg 2006; 30: 899-908.
4) Agarwal A, Mehrotra PK, Jain M, et al. Size of the tumor and pheochromocytoma of the adrenal gland scaled score (PASS): can they predict malignancy? World J Surg 2010; 34: 3022-3028.
5) van Heerden JA, Roland CF, Carney JA, et al. Long-term evaluation following resection of apparently benign pheochromocytoma(s)/paraganglioma(s). World J Surg 1990; 14: 325-329.

6) Mornex R, Badet C, Peyrin L. Malignant pheochromocytoma: a series of 14 cases observed between 1966 and 1990. J Endocrinol Invest 1992; 15: 643-649.
7) Li ML, Fitzgerald PA, Price DC, et al. Iatrogenic pheochromocytomatosis: a previously unreported result of laparoscopic adrenalectomy. Surgery 2001; 130: 1072-1077.
8) Shen WT, Grogan R, Vriens M, et al. One hundred two patients with pheochromocytoma treated at a single institution since the introduction of laparoscopic adrenalectomy. Arch Surg 2010; 145: 893-897.
9) Asari R, Scheuba C, Kaczirek K, et al. Estimated risk of pheochromocytoma recurrence after adrenal-sparing surgery in patients with multiple endocrine neoplasia type 2A. Arch Surg 2006; 141: 1199-1205.
10) Adler JT, Meyer-Rochow GY, Chen H, et al. Pheochromocytoma: current approaches and future directions. Oncologist 2008; 13: 779-793.

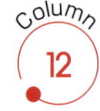

Column 12　褐色細胞腫と妊娠について

　MEN2と判明している場合，妊娠適齢期のMEN2女性患者・RET変異保有未発症者に対して褐色細胞腫のスクリーニングが推奨される．また，挙児希望の患者に対しては，褐色細胞腫が存在していないことを確認したうえでの計画妊娠が勧められる．

　褐色細胞腫合併妊娠では母体と胎児の双方に生命の危険がある．妊娠初期から中期までに褐色細胞腫の診断が確認されれば，速やかにα遮断薬によるコントロールを行い，母体と胎児に危険の少ない妊娠中期に褐色細胞腫の手術を行うことが勧められる．妊娠28週以降では，子宮の増大が進み，妊婦の副腎手術は母体と胎児に危険が大きいので，妊娠継続での褐色細胞腫の手術は勧められない．妊婦と胎児の状態を慎重にモニタリングしながら高血圧に対する内科的治療を十分に行い，可能な限り胎児の成長を待ち，帝王切開で出産を行う．胎児の娩出後に褐色細胞腫を摘出する．経腟分娩の経験があり，高血圧の内科的コントロールが良好な妊婦では経腟分娩が可能なことがある．この場合は出産後の母体が安定した時期に褐色細胞腫の手術を行う．

　腹腔鏡手術で摘出可能な褐色細胞腫であれば，妊娠中の手術であっても腹腔鏡手術の適応と考えてよい．

CQ 62 MEN2における褐色細胞腫に対する手術以外の治療は？

推 奨

▶ 手術適応のない MEN2 の褐色細胞腫の治療は，散発例と同様に確立しておらず，対症療法となる（グレード C1）。

解 説

　MEN2 の褐色細胞腫は良性であることが多いため，切除不能に至る例は多くない。手術適応のない MEN2 の褐色細胞腫では散発例と同様に，長時間作用型の α ブロッカーで血圧のコントロールを行うことが重要である。カテコールアミン合成阻害薬である α メチルパラタイロシンが有用であることが報告されているが，日本では発売されていない。再発例や転移例で ^{131}I-MIBG 治療や CVD レジメンを用いた化学療法が行われることがあるが，3 分の 1 の症例では経過観察のみが選択されている[1]。骨転移で痛みを伴う場合は外照射による疼痛コントロールの適応となる。手術不能部位で単発であれば，重粒子線治療の適応となることがある。多発転移の場合においても，緩徐な進行の場合はカテコールアミンの減少目的に減量手術（Debulking 手術）の適応となることもある。臨床試験や治験として分子標的薬による治療が試みられている[2,3]。

文 献

1) Ilias I, Pacak K. Diagnosis, localization and treatment on pheochromocytoma in MEN2 syndrome. Endocr Regul 2009; 43: 89-93.
2) Parenti G, Zampetti B, Rapizzi E, et al. Updated and new perspectives on diagnosis, prognosis, and therapy of malignant pheochromocytoma/paraganglioma. J Oncol 2012; doi: 10.1155/2012/872713
3) Scholz T, Eisenhofer G, Pacak K, et al. Clinical review: Current treatment of malignant pheochromocytoma. J Clin Endocrinol Metab 2007; 92: 1217-1225.

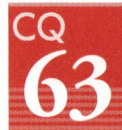

CQ63 MEN2における褐色細胞腫の予後は？

推 奨

▶ 未治療の褐色細胞腫は MEN2 の死因となる（グレード B）。

▶ 腫瘍摘出により褐色細胞腫による合併症・死亡のリスクは激減する（グレード B）。

▶ 両側副腎全摘後は，副腎不全（アジソニアンクライシス）の管理が重要である（グレード C1）。

▶ 散発例に比べて MEN2 の褐色細胞腫は悪性例が少ない（グレード B）。

解 説

褐色細胞腫は未治療で放置されると，MEN2 の患者の死因となることが多い[1,2]。MEN2 の死因で最も多い疾患は，甲状腺髄様癌が治療された患者では褐色細胞腫である[2,3]。腫瘍摘出により褐色細胞腫による合併症のリスクは激減するが[4]，MEN2 では褐色細胞腫が両側に発生する確率は生涯で3分の2以上であり，長期的予後は対側副腎褐色細胞腫の発生に依存する[5]。RET 遺伝子コドン 634 変異では，対側副腎に褐色細胞腫を発症する率が 62％と高く[6]，コドン 634 に変異をもつ場合，死因の 50％は褐色細胞腫であった[7]。MEN2 における褐色細胞腫の初回手術時診断年齢は平均 30 歳代である[2,4,5]。褐色細胞腫の初回治療を受けたあとの平均余命は 40 年以上あり，初期治療はその余命を考慮に入れて決定されなければいけない。両側副腎全摘術は褐色細胞腫再発のリスクはなくなるものの，長期にわたる副腎不全（アジソニアンクライシス）発症のリスクがある[4,8〜10]。副腎不全を回避するための部分切除術は長期経過後の再発が問題となるが，このデータはまだ十分ではない[10]。

散発性の褐色細胞腫は 10％が悪性と報告されているが，これに比較して MEN2 の褐色細胞腫は悪性例が少なく 4％以下[1,2,11〜13]，あるいは1例もなかったという報告もある[4,7,10]。わが国の MEN コンソーシアムの集計でも 1％と明らかに少なかった。MEN2 における褐色細胞腫は悪性褐色細胞腫の心配は少ないものの，長期にわたる褐色細胞腫発症のスクリーニングと副腎全摘術後の副腎不全発症予防が重要である。

■ 文 献

1) Carney JA, Sizemore GW, Hayles AB. Multiple endocrine neoplasia, type 2b. Pathobiol Annu 1978; 8: 105-153.
2) Modigliani E, Vasen HM, Raue K, et al. Pheochromocytoma in multiple endocrine neoplasia type 2: European study. The Euromen Study Group. J Intern Med 1995; 238: 363-367.
3) Brandi ML, Gagel RF, Angeli A, et al. Guidelines for diagnosis and therapy of MEN type 1 and type 2. J Clin Endocrinol Metab 2001; 86: 5658-5671.

4) Lairmore TC, Ball DW, Baylin SB, et al. Management of pheochromocytomas in patients with multiple endocrine neoplasia type 2 syndromes. Ann Surg 1993; 217: 595-601.
5) Rodriguez JM, Balsalobre M, Ponce JL, et al. Pheochromocytoma in MEN 2A syndrome. Study of 54 patients. World J Surg 2008; 32: 2520-2526.
6) Machens A, Brauckhoff M, Holzhausen HJ, et al. Codon-specific development of pheochromocytoma in multiple endocrine neoplasia type 2. J Clin Endocrinol Metab 2005; 90: 3999-4003.
7) Milos IN, Frank-Raue K, Wohllk N, et al. Age-related neoplastic risk profiles and penetrance estimations in multiple endocrine neoplasia type 2A caused by germ line *RET* Cys634Trp (TGC>TGG) mutation. Endocr Relat Cancer 2008; 15: 1035-1041.
8) Telenius-Berg M, Ponder MA, Berg B, et al. Quality of life after bilateral adrenalectomy in MEN 2. Henry Ford Hosp Med J 1989; 37: 160-163.
9) de Graaf JS, Dullaart RP, Zwierstra RP. Complications after bilateral adrenalectomy for phaeochromocytoma in multiple endocrine neoplasia type 2--a plea to conserve adrenal function. Eur J Surg 1999; 165: 843-846.
10) Yip L, Lee JE, Shapiro SE, et al. Surgical management of hereditary pheochromocytoma. J Am Coll Surg 2004; 198: 525-534.
11) van Heerden JA, Sizemore GW, Carney JA, et al. Surgical management of the adrenal glands in the multiple endocrine neoplasia type II syndrome. World J Surg 1984; 8: 612-621.
12) Oishi S, Sasaki M, Yamauchi J, et al. Analysis of eight Sipple's syndrome patients and review of eighty-two cases from the Japanese literature. Jpn J Clin Oncol 1990; 20: 392-406.
13) Casanova S, Rosenberg-Bourgin M, Farkas D, et al. Phaeochromocytoma in multiple endocrine neoplasia type 2A: survey of 100 cases. Clin Endocrinol (Oxf) 1993; 38: 531-537.

c. その他の病変

MEN2の3大病変以外の随伴病変としてはMEN2Aに伴うことがあるアミロイド苔癬，Hirschsprung病，MEN2Bに伴うことがあるMarfan様体型，巨大結腸症，角膜有髄神経などがある。これらの治療については，下記コラムを参照されたい。

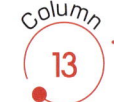

Column 13　その他の随伴病変の治療について

1. MEN2A

アミロイド苔癬はMEN2Aの中でも*RET*遺伝子のCys634Tyr変異を有する患者に特異的に発生するとされている。肩甲骨間の背部皮膚に掻痒感を伴う苔癬を生じる。原因は明らかではないが，若年時よりの掻痒によりアミロイドが真皮乳頭層に沈着することが原因として示唆されている。治療としては対症療法のみでステロイド，抗ヒスタミン軟膏，カプサイシン溶液の塗布である。

稀に伴うHirschsprung病はMEN2Aの病因としての*RET*の活性化と胎生期の神経形成における*RET*の役割を理解するうえで非常に興味深い病態であるが，治療は通常のHirschsprung病と変わりはない。

2. MEN2B

Marfan様体型は，Marfan症候群における結合織の脆弱化による病変（大動脈弁輪拡張症，水晶体脱臼など）は伴わないとされ，治療の対象とならない。巨大結腸症はHirschsprung病にみられる神経脱落によるものではなく，神経機能障害によるものと考えられている。これによる便通障害に対して適宜下剤，止痢剤を使用する。

5. サーベイランス

CQ 64 まだ発症していない MEN2 の腫瘍に対する定期検査の方法は？

推 奨

▶ MEN2 関連病変の発症率は *RET* 変異の部位によって異なるので，遺伝学的検査の結果を勘案して検査のプランを考える（グレード A）。

▶ 甲状腺に対しては，カルシトニン誘発刺激試験，頸部超音波検査を行う（グレード A）。

▶ 副腎に対しては，尿中もしくは血中遊離メタネフリン測定，CT あるいは MRI による画像診断を行う（グレード A）。

▶ 副甲状腺に対しては，血清カルシウム，インタクト PTH 濃度の測定を行う（グレード A）。

解 説

　MEN2 に伴う甲状腺髄様癌，褐色細胞腫，原発性副甲状腺機能亢進症の発症率は *RET* 変異の部位によって異なる[1)〜3)]。したがって定期検査の時期や方法は，*RET* 遺伝学的検査の結果を勘案したうえで進めていく。

　甲状腺に関しては，検査を開始する年齢の基準は特にないが，遺伝子診断でリスクを有する変異保有者であることが判明した時点で甲状腺検査を開始すべきであるので，幼小児期から開始することが推奨される[1)〜3)]。予防的甲状腺全摘をすぐに行わずに経過をみていく場合，少なくとも年 1 回のカルシトニン誘発刺激試験は欠かせない。日本における同試験は，以前はテトラガストリンを静注して行っていたが，現在は同薬剤が入手不可能であるため，グルコン酸カルシウムを静注し，カルシトニン基礎値とピーク値をみる方法で行われる。画像診断としては頸部超音波検査によるスクリーニングがよい。

　褐色細胞腫の発症率が高い MEN2B と MEN2A のコドン 634 変異を有する場合，欧米では 8 歳から副腎スクリーニングを開始するとしている[4)〜6)]。その他の MEN 2A 変異では褐色細胞腫の発症率が比較的低いので，20 歳頃から開始してもよいとしている。検査法としては，血中遊離メタネフリン値，24 時間尿中メタネフリン値の測定が推奨される[7)〜9)]。画像診断は CT あるいは MRI によるが，腫瘍径が 0.5cm 以上であれば，CT により 93〜100％の感度で検出可能である．メタネフリン測定や画像検査は年に 1 度行うことが勧められる。家族性甲状腺髄様癌の変異でも褐色細胞腫を合併することがあるので，念のため 20 歳頃から副腎スクリーニングを考慮し，異常がみられない場合の検査頻度は 3〜5 年おきでよい。

　原発性副甲状腺機能亢進症の発症率が高いコドン 634 変異を有する場合，欧米では 8 歳から副甲状腺の検査を開始し，その他の変異では 20 歳から開始するとしている[1)〜3)]。

検査法は，アルブミン補正血清カルシウム，インタクトPTH濃度の測定であり，これらが高値の場合は画像診断として頸部超音波検査，MIBIシンチグラフィを行う．コドン634変異の場合，血液検査は少なくとも年1回は必要であるが，その他の変異では2～3年に1回行う．副甲状腺機能亢進症の家族歴がある家系では，検査間隔は上記より短いほうがよい．

■ 文 献

1) American Thyroid Association Guidelines Task Force；Kloos RT, Eng C, Evans DB, et al. Medullary thyroid cancer：management guidelines of the American Thyroid Association. Thyroid 2009；19：565-612.
2) Raue F, Frank-Raue K. Update multiple endocrine neoplasia type 2. Fam Cancer 2010；9：449-457.
3) Pacini F, Castagna MG, Cipri C, et al. Medullary thyroid carcinoma. Clin Oncol (R Coll Radiol) 2010；22：475-485.
4) Quayle FJ, Fialkowski EA, Benveniste R, et al. Pheochromocytoma penetrance varies by RET mutation in MEN 2A. Surgery 2007；142(6)：800-805.
5) Frank-Raue K, Rybicki LA, Erlic Z, et al. Risk profiles and penetrance estimations in multiple endocrine neoplasia type 2A caused by germline RET mutations located in exon 10. Hum Mutat 2011；32：51-58.
6) Rodriguez JM, Balsalobre M, Ponce JL, et al. Pheochromocytoma in MEN 2A syndrome. Study of 54 patients. World J Surg 2008；32：2520-2526.
7) Eisenhofer G, Walther MM, Huynh TT, et al. Pheochromocytomas in von Hippel-Lindau syndrome and multiple endocrine neoplasia type 2 display distinct biochemical and clinical phenotypes. J Clin Endocrinol Metab 2001；86：1999-2008.
8) Eisenhofer G, Lenders JW, Linehan WM, et al. Plasma normetanephrine and metanephrine for detecting pheochromocytoma in von Hippel-Lindau disease and multiple endocrine neoplasia type 2. N Engl J Med 1999；340：1872-1879.
9) Pacak K, Ilias I, Adams KT, et al. Biochemical diagnosis, localization and management of pheochromocytoma：focus on multiple endocrine neoplasia type 2 in relation to other hereditary syndromes and sporadic forms of the tumour. J Intern Med 2005；257：60-68.

CQ 65　MEN2における各腫瘍の術後定期検査は？

推奨

▶ 甲状腺髄様癌の術後は，カルシトニン，CEA の測定，頸部超音波検査を少なくとも年1回行う（グレード C1）。

▶ 副腎褐色細胞腫の術後は，尿中もしくは血中遊離メタネフリン測定を年1回，CT あるいは MRI による画像診断を1～2年に1回行う（グレード C1）。

▶ 副甲状腺術後は，アルブミン補正血清カルシウム，インタクト PTH 濃度の測定を年1回行う（グレード C1）。

解説

基本的に MEN2 では生涯にわたって検査を継続する必要がある。特に甲状腺髄様癌は高齢であっても再発をきたすことがあるため注意を要する。甲状腺術後の検査法は，カルシトニン，CEA の測定，頸部超音波検査であり，これらは再発がない場合でも少なくとも年1回行うべきである。術後カルシトニン基礎値が高値であれば腫瘍が遺残しているのは当然であるが，基礎値が正常であっても，カルシトニン誘発刺激試験を行うことにより，腫瘍細胞遺残の有無が確認できる[1]。術後のカルシトニン値の推移から算出したカルシトニン倍加時間は腫瘍細胞の増殖速度を反映しており，倍加時間が2年以上の場合は6カ月以下に比べ予後は良好である[2]。カルシトニンの上昇に比し CEA の上昇がより強い場合は髄様癌の分化度がより低いことを意味しているので，CEA 倍加時間はより強い予後指標として意味がある[3]。術後の画像診断の検査法と検査間隔は，カルシトニンや CEA の値を参考に決めていくことになるが，頸部リンパ節転移のスクリーニングとしては頸部超音波検査，縦隔リンパ節転移や肺転移の精査としては胸部 CT，肝転移には腹部 CT，骨転移には骨シンチグラフィ，全身検索としては PET 検査を行う。カルシトニン高値であっても臨床検査で再発が発見できない生化学再発の場合は，検査間隔をより短くして3～6カ月毎など定期的に検査を行っていく[4]。

MEN2 の褐色細胞腫の2/3は副腎両側性であるが，異時性に発症する場合があるため注意を要する。特に片側切除後の対側再発早期発見のために，生化学的検査と画像検査は定期的に行っていく必要がある。検査間隔は生化学的検査は1年に1回，画像検査は1～2年に1回とする報告が多い[5〜7]。生化学的検査ではアドレナリンの代謝産物メタネフリン（蓄尿中および血中遊離型）測定が有用である[5〜8]。画像検査は基本的に CT あるいは MRI でフォローするが，術後再発が疑われる場合は核医学検査を加味したほうがよい[7,9]。術後再発は変異の部位（コドン634, 611）に関連があるという報告と関連がないという報告がある[8,9]。MEN2 の褐色細胞腫の悪性化は稀である[5〜7]。

副甲状腺術後は，血清カルシウム，PTH 濃度の測定を年1回行うことが推奨される。MEN2 に関連する副甲状腺機能亢進症の術後再発率は，主な5文献の総和で計算した場合，全摘自家移植で16％，亜全摘で18％程度であり，MEN1 に比べて比較的マイル

ドな副甲状腺機能亢進症であると考えられている[10]。一方，甲状腺髄様癌に対する甲状腺全摘に伴う永続性副甲状腺機能低下症は比較的高い（10 ～ 19％）と報告されているので，副甲状腺機能低下症のフォロー目的のため，検査間隔をより短くしなければならない場合もある[10]。術後再発が疑われる場合は，画像診断として頸部超音波検査，CT，MIBI シンチグラフィが推奨される。

■ 文　献

1) Kudo T, Miyauchi A, Ito Y, et al. Serum calcitonin levels with calcium loading tests before and after total thyroidectomy in patients with thyroid diseases other than medullary thyroid carcinoma. Endocr J 2011; 58: 217-221.
2) American-Thyroid Association. Calcitonin and carcinoembryonic antigen (CEA) doubling time calculator 2010, http://www.thyroid.org/professionals/calculators/CDTC.php.
3) Meijer JA, le Cessie S, van den Hout WB, et al. Calcitonin and carcinoembryonic antigen doubling times as prognostic factors in medullary thyroid carcinoma: a structured meta-analysis. Clin Endocrinol (Oxf) 2010; 72: 534-542.
4) Pacini F, Castagna MG, Cipri C, et al. Medullary thyroid carcinoma. Clin Oncol (R Coll Radiol) 2010; 22: 475-485.
5) Eisenhofer G, Walther MM, Huynh TT, et al. Pheochromocytomas in von Hippel-Lindau syndrome and multiple endocrine neoplasia type 2 display distinct biochemical and clinical phenotypes. J Clin Endocrinol Metab 2001; 86: 1999-2008.
6) Eisenhofer G, Lenders JW, Linehan WM, et al. Plasma normetanephrine and metanephrine for detecting pheochromocytoma in von Hippel-Lindau disease and multiple endocrione neoplasia type 2. N Engl J Med 1999; 340: 1872-1879.
7) Pacak K, Ilias I, Adams KT, et al. Biochemical diagnosis, localization and management of pheochromocytoma: focus on multiple endocrine neoplasia type 2 in relation to other hereditary syndromes and sporadic forms of the tumour. J Intern Med 2005; 257: 60-68.
8) Rodriguez JM, Balsalobre M, Ponce JL, et al. Pheochromocytoma in MEN 2A syndrome. Study of 54 patients. World J Surg 2008; 32: 2520-2526.
9) Asari R, Scheuba C, Kaczirek K, et al. Estimated risk of pheochromocytoma recurrence after adrenal-sparing surgery in patients with multiple endocrine neoplasia type 2A. Arch Surg 2006; 141: 1199-1205..
10) Tonelli F, Marcucci T, Giudici F, et al. Surgical approach in hereditary hyperparathyroidism. Endocr J 2009; 56: 827-841.

付．関連情報

1. 国内の MEN データベース

MEN について解説している日本語のウェブサイトには以下がある。
●多発性内分泌腫瘍症研究コンソーシアム（MEN コンソーシアム）：MEN について
http://men-net.org/index.html
●独立行政法人国立がん研究センター研究所：*MEN1* 遺伝子の変異と機能の解析
http://www.ncc.go.jp/jp/nccri/divisions/p04endo/p04endo01.html
● GeneReviews Japan：多発性内分泌腫瘍症1型（Multiple Endocrine Neoplasia Type 1）
http://grj.umin.jp/grj/men1.htm

2. 開発中の新たな治療法：MEN1

　MEN1の主要病変の中で，悪性化し，切除不能となる進行例が問題となるのは膵・消化管および胸腺の神経内分泌腫瘍（NET）である。

　膵NETに対する化学療法として，これまでストレプトゾシン，5-フルオロウラシル，ドキソルビシン，DITCを用いた検討や，ソマトスタチンアナログ製剤であるオクトレオチドやランレオチドを用いた治療が試みられており，一部の症例では効果を得ている[1]。また肝転移巣に対しては，肝動脈塞栓術が試みられている。

　膵NETは，チロシンキナーゼ受容体や，vascular endothelial growth factor受容体（VEGFR），platelet-derived growth factor受容体（PDGFR）を発現していることが知られている。また膵NETにおいて，細胞の分化増殖や血管新生に，セリン-スレオニンキナーゼであるmTOR（mammalian target of rapamycin）シグナル伝達系が重要であることが判明し，チロシンキナーゼ受容体およびmTOR阻害薬が膵NETに有効であるとの報告が相次いでいる[2,3]。高分化型膵NETの進行例に対する，チロシンキナーゼ受容体阻害薬であるスニチニブは，プラセボ群と比較して有意に生存期間の延長を認め，また腫瘍の非増殖期間の有意な延長を認めた（11.4カ月 vs 5.5カ月，$p<0.001$）。低分化もしくは中分化膵NETの進行例に対してのmTOR阻害薬であるエベロリムスの使用例では，腫瘍の無増殖期間の有意な延長を認めた（11.0カ月 vs 4.6カ月，$p<0.001$）。ただし，これらの治療成績は，膵NET全般に対してのもので，必ずしもMEN1における膵NETへの効果を反映していないことには留意する必要がある。なお，2012年の時点で，日本国内ではスニチニブは，イマチニブ抵抗性の消化管間質腫瘍および根治切除不可能な転移性腎細胞癌に対してのみ保険適用であり，膵NETへの保険適用は有していない。エベロリムスは2011年12月に膵NETへの保険適用が追加承認された。

　胸腺，気管，消化管などに発症したNETの切除不能例，進行例に対する治療としてはオクトレオチドやランレオチドが使用されており，症状の改善や腫瘍抑制効果などを一部に認めている[4]。

　その他，切除不能例や進行例のNETに対する臨床治験として，高用量のインジウム（^{111}In）-ペンテトレオチドを用いた第Ⅲ相試験が現在施行中である。またテモゾロミドとパゾパニブの併用療法，エベロリムスと上皮成長因子受容体受容体（EGFR）のチロシンキナーゼの選択的阻害薬であるエルロチニブとの併用療法，カペシタビンとストレプトゾシン，シスプラチンの3剤併用，カペシタビンとテモゾロミドの併用療法，ソマトスタチンアナログのパシレオチドなどが試みられているが，いずれも第Ⅱ相の段階である。

■文　献

1) Takker RV. Multuple Endocrine Neoplasia Type 1. In：De Groot L, Jameson JL, ed.

Endocrinology 6th Edition Philadelphia Elsilver; 2010: 2719-2741.
2) Yao JC, Shah MH, Ito T, et al. Everolimus for advanced pancreatic neuroendocrine tumors. N Engl J Med 2011; 364: 514-523.
3) Raymond E, Dahan L, Raoul JL, et al. Sunitinib malate for the treatment of pancreatic neuroendocrine tumors. N Engl J Med 2011; 364: 501-513.
4) Tomassetti P, Migliori M, Caletti GC, et al. Treatment of type 2 gastric carcinoid tumors with somatostatin analogues. N Engl J Med 2000; 343: 551-554.

3. 開発中の新たな治療法：MEN2

　MEN2における甲状腺髄様癌の生涯浸透率は100％である。甲状腺髄様癌は他の甲状腺分化癌と異なり放射性ヨード内用療法の効果が期待できない。現在のところ，切除不能症例や再発・遠隔転移症例の甲状腺髄様癌に対する有効な手段はなく，新たな治療法の開発が望まれる。

　甲状腺髄様癌の局所再発症例では，再手術により約1/3の症例で長期間の治癒が期待できるものの，胸管損傷・副甲状腺機能低下症・反回神経損傷などの合併症のリスクが高い[1]。放射線治療技術の進歩に伴い三次元原体照射（3DCRT）や強度変調放射線治療（IMRT）を用いると，正常組織の照射線量を低減できる。そのため放射線性脊椎障害を避けることができ，局所再発症例に対する外照射療法（external beam radiation therapy：EBRT）に新たな可能性が期待されている。TerezakisらはEBRTによる局所再発例の局所制御率を67％と報告している。しかし，本報告には観察期間の記載がないことが問題である。また，MDアンダーソンがんセンターのグループはEBRT施行例の5年無再発後率を87％，5年生存率を56％と報告している。EBRTは数少ない開発中の局所治療であるが，これを標準治療の一つとするには前向きの検討が必要であろう[2]。

　遠隔臓器転移を伴う進行・再発甲状腺髄様癌に対しては，さまざまな薬物が開発中である。薬物療法の中でも，殺細胞活性を主作用とする化学療法は限定的な有効性の報告にとどまるため，がん細胞に特有の無限増殖や生存に関連する分子をターゲットにした分子標的薬開発に期待が高まっている。甲状腺髄様癌の原因遺伝子である*RET*は，染色体チロシンキナーゼ受容体であるRET蛋白をコードしており，開発中の分子標的薬はRETを標的の一つとするマルチキナーゼ阻害薬が多い。ほかに進行再発甲状腺髄様癌においては血管新生にかかわる血管内皮細胞のシグナル経路も増殖に寄与することが明らかにされており，RETのみならずVEGFRも標的にし，血管新生阻害作用も有する薬剤の開発が進んでいる。

　ソラフェニブはVEGFR，RET，BRAF，KIT，PDGFRを標的にした分子標的薬であり，わが国においても進行腎細胞癌や手術不能肝細胞癌の治療薬として承認されている経口マルチキナーゼ阻害薬である。進行甲状腺髄様癌に対する第Ⅱ相試験では，無増悪生存期間の中央値は17.9カ月と報告された[3]。バンデタニブはVEGF，EGFR，RETを標的にした，上皮細胞受容体チロシンキナーゼ阻害作用および血管新生阻害作用を持つ経口分子標的薬である。Wellsらは局所進行または転移性甲状腺髄様癌患者331名をバンデタニブとプラセボに割り付ける無作為化第Ⅲ相試験の結果を報告した。これによると無増悪生存期間の中央値はプラセボ群で19.3カ月であるのに対し，バンデタニブ群では30.5カ月と算出された[4]。主な有害事象は下痢，発疹，疲労，高血圧，頭痛などであった。本薬剤は2011年4月に米国FDAに承認され，進行甲状腺髄様癌に対する初の承認薬となった。また，2012年2月には欧州でも承認されており，わが国での承認

が待たれる。

また現在，国際共同第Ⅲ相試験（EXAM 試験）が進行中である薬剤にカボザンチニブがある。カボザンチニブは MET 経路，VEGFR2 経路および RET を標的にし，強力な血管新生阻害作用，抗腫瘍効果，抗浸潤効果を有する経口のチロシンキナーゼ阻害薬である。Kurzrock らは第Ⅰ相試験にて安全性を確認し，平均 6 カ月の安定化を報告した[5]。いずれの薬剤も全生存期間を評価するには，より長期の調査が必要である。

他にもスニチニブ，モテサニブなどのマルチチロシンキナーゼ阻害薬に対する臨床試験が進行中であり，その結果が待たれる。さらに今後は MAPK 経路，PI3K-AKT-mTOR 経路阻害薬，ヒストンアセチル化酵素阻害薬などの次世代の薬剤開発が必要であろう。

■ 文　献

1) Fialkowski E, DeBenedetti M, Moley J. Long-term outcome of re-operations for medullary thyroid carcinoma. World J Surg 2008; 32: 754-765.
2) Wu LS, Roman SA, Sosa JA. Medullary thyroid cancer: an update of new guidelines and recent development. Curr Opin Oncol 2011; 23(1): 22-27.
3) Lam ET, Ringel MD, Kloos RT, et al. Phase Ⅱ clinical trial of sorafenib in metastatic medullary thyroid cancer. J Clin Oncol 2010 10; 28(14): 2323-2330.
4) Wells SA Jr, Robinson BG, Gagel RF, et al. Schlumberger MJ Vandetanib in Patients With Locally Advanced or Metastatic Medullary Thyroid Cancer: A Randomized, Double-Blind Phase Ⅲ Trial. J Clin Oncol 2012 Jan 10; 30(2): 134-141.
5) Kurzrock R, Sherman SI, Ball DW, et al. Activity of XL184 (Cabozantinib), an oral tyrosine kinase inhibitor, in patients with medullary thyroid cancer. J Clin Oncol 2011; 29(19): 2660-2666.

4. 患者・家族の会

　日本では2009年に多発性内分泌腫瘍症の患者・家族の会「むくろじの会」が結成され，患者・家族・医療関係者がメンバーとなって活動を行っている（ホームページ http://men-net.org/mukuroji/index.html）。MEN は稀少疾患とされ情報が少ない状況にあること，遺伝性疾患であることによる精神的負担などに対し，疾患について学び，お互いの思いを分かち合い，前向きに生きていくためにという趣旨で設立された。年に数回の定期的なニューズレター発信，親睦会，ホームページ上の掲示板での情報交換などを行っている。

　海外では，インターネットで確認できた範囲で，イギリス，アメリカ，カナダ，フランス，ベルギー，オランダ，イタリアに多発性内分泌腫瘍症患者会のホームページがある。現時点で患者会の存在を確認している日本を含めた上記8カ国のうち，最も古い組織でも1990年代の設立で，多くの場合，患者の有志が非営利団体として設立し運営している。アメリカの患者会は，患者であり看護師である創設者が財団を設立して運営している。それぞれの会相互の連携については，イギリス，カナダ，アメリカの各団体はホームページのリンクを含め，連携があるようだが，それ以外の団体間では言語の問題もあり，あまり活発には行われていないようである。またイギリスの患者会では活動目標の中に「医療者，特にふだん MEN を診療する機会があまりない医師たちに対して，MEN に対する知識を広く啓発し，早期に適切な診断を下せるように患者会が医師全体に働きかける」，「医学研究の支援」といった内容を掲げており，医療界に対する積極的な働きかけが顕著である。

　患者・家族会は支援を求めるという受動的な立場が前面に出てきがちであるが，海外の患者会の医療に対する積極的なアプローチは，医療者と患者・家族関係を考えるうえで大いに示唆に富む。患者会の活動実態はさまざまであるとともに，それぞれの患者集団の人員構成や求める内容によってもその活動のスタイルは変わってくる。医療者側から患者・家族に他の多くの患者会の活動の実態を情報提供していくことも，患者会の成熟，さらには社会での疾患の認知に発展していくと考えられる。

　日本においても，多発性内分泌腫瘍症の患者・家族会をさらに発展させるためには，入会者が増えること，海外の患者・家族会の活動状況を反映させることなどが有効な手段といえる。会の存在を知らずにいる患者や家族，医療者もまだ多いと考えられ，該当者が入会できるよう多発性内分泌腫瘍症患者・家族会についての情報の普及が大切である。そのためには患者や家族がインターネットから検索するだけでなく，医療者からも希望する患者や家族に対し，患者会やニューズレターの存在を紹介していくことが望まれる。

和文索引

あ
アドレナリン　107
アミロイド苔癬　114, 140

い
インスリノーマ　11, 35
インスリン様成長因子　46
インタクトPTH　30, 142
インターフェロンα　88
イントロン　58
インポテンツ　42
医療における遺伝学的検査・診断に関するガイドライン　8, 16
萎縮性胃炎　38
胃神経内分泌腫瘍　86, 90
遺伝カウンセリング　8, 16, 117, 121

え
エクソン　58, 117
エタノール注入療法　70
エトポシド　88
エベロリムス　78, 147

お
オクトレオスキャン　53
オクトレオチド　70, 78, 147

か
カベルゴリン　82
カボザンチニブ　128, 150
カルシトニン　103
カルシトニン誘発刺激試験　141
ガストリノーマ　10, 35
下垂体腫瘍　14
家族性甲状腺髄様癌　15
家族性低カルシウム尿性高カルシウム血症　30

外照射療法　149
褐色細胞腫　18
肝移植　76
肝動脈塞栓術　78
癌原遺伝子　15
顔面血管線維腫　24, 51, 54

き
気管支神経内分泌腫瘍　51, 89
機能性膵神経内分泌腫瘍　12
急性不用性骨萎縮　30
巨大結腸症　114, 140
胸腺神経内分泌腫瘍　51, 54, 86, 89
胸腺舌部切除　72
胸腺全摘術　86
強度変調放射線治療　149

く
クロモグラニンA　38
グルカゴノーマ　35
グルコン酸カルシウム　141

け
計画妊娠　136
経蝶形骨洞的腫瘍摘出術　83
頸部胸腺　68
欠失　63
血管線維腫　52, 90
血清カルシウム　142
血清リン　30
原発性副甲状腺機能亢進症　9

こ
コハク酸脱水素酵素　111
コラゲノーマ　54
コンセンサス配列　61
甲状腺刺激ホルモン　42
甲状腺腫瘍　17

甲状腺腫瘍診療ガイドライン　117
甲状腺全摘　126
厚生労働科学研究費補助金　2
膠原腫　51, 52
国際MENワークショップ　123
骨密度　32
骨密度低下　32, 66
根治的肝切除　76

さ
サイアザイド　30
サイクリン依存性キナーゼインヒビター遺伝子　7
サイレント変異　61
三次元原体照射　149

し
シスプラチン　88, 128
シナカルセット　70
脂肪腫　51, 54
視野異常　42
腫瘍抑制遺伝子　7
縦隔内副甲状腺腫　68
出生前診断　64, 117
消化性潰瘍　28
上衣腫　51
常染色体優性遺伝　6
神経線維腫症1型　111
診断基準　7, 15
新生突然変異　62

す
ストレプトゾシン　78, 88
スニチニブ　78, 147, 150
スプライスサイト　61
推奨グレード　2
膵温存十二指腸全摘術　76
膵全摘術　76

膵頭十二指腸切除　76
膵ポリペプチド（PP）　38
髄膜腫　51, 52, 54

せ

生化学的治癒　123
生殖細胞系列変異　7, 15
生殖細胞モザイク　62
成長ホルモン　42
先進医療　122
先端巨大症　42
穿刺吸引細胞診　103
線維性骨炎　66

そ

ソマトスタチノーマ　35
ソマトスタチンアナログ　70, 88
ソマトスタチン誘導体　128
ソラフェニブ　149
創始者効果　21

た

ダカルバジン　128

ち

治療的領域郭清　126
中心領域郭清　126
中心領域リンパ節転移　126
超音波内視鏡　37
腸管粘膜神経腫　114

て

テトラガストリン　141
帝王切開　136

と

ドキソルビシン　78, 88, 128
ドーパミン作動薬　82, 84, 85

な

ナンセンス変異　61

に

日本内分泌学会臨床重要課題委員会　3
乳汁分泌　42
尿路結石　28, 32, 66

ね

粘膜神経腫　114

の

ノルアドレナリン　107
ノルメタネフリン　107

は

バンデタニブ　128, 149
倍加時間　129, 143
発症前診断　59
反回神経麻痺　70

ひ

ヒトゲノム変異データベース　61
ビタミンA中毒　30
ビタミンD中毒　30
ビンクリスチン　128
皮質機能温存　134
皮膚腫瘍　54
非機能性膵神経内分泌腫瘍　13

ふ

フレームシフト　61
プロラクチン　42
不適切PTH分泌状態　32
不妊　42
副甲状腺亜全摘　68, 72
副甲状腺全摘自家移植　68, 72
副甲状腺単腺切除　68
副腎腫瘍　51, 54, 86, 89
副腎皮質刺激ホルモン　42
副腎皮質腫瘍　26
副腎不全　134, 135, 138

腹腔鏡下副腎摘出　135

へ

ペグビソマント　84
ペンタガストリン　131, 132
平滑筋腫　51, 54
米国甲状腺学会ガイドライン　120, 124, 127

ま

マクロアデノーマ　47

み

ミスセンス変異　61

む

むくろじの会　121, 151
無月経　42

め

メタネフリン　107, 141
メチルパラタイロシン　137

も

モテサニブ　150

よ

ヨード系造影剤　108
予防的甲状腺全摘術　131
予防的副腎全摘　134

ら

ラジオガイド下副甲状腺摘出　68
ラジオ波凝固療法　78
ランレオチド　147

り

両側側頸部郭清　126

れ

連鎖解析　62

欧文索引

A
ATA ガイドライン 120, 124, 127

B
Barrett 食道 54

C
CDKI 57
CEA 143
Cushing 症候 42
CVD レジメン 137
C 細胞過形成 117

E
external beam radiation therapy (EBRT) 149

G
GeneReviews Japan 146
GeneTests 64
GH 受容体作動薬 84

H
Hirschsprung 病 114, 140

I
IMRT 149

M
Marfan 様体型 114, 140
MEN2A 15
MEN2B 15
menin 58, 61
MEN1 遺伝子 7
MEN1 変異保有未発症者 7
MEN コンソーシアム 2, 21, 28, 97, 99, 138, 146
MIBI シンチグラフィ 142
MLPA 58, 63
m-TOR 阻害薬 78, 88

N
NCCN ガイドライン 94

P
p15 57
p18 57
p21 57
p27^{kip1} 57
pancreatic polypeptide 36
PCR 直接シークエンス 60
PCR 直接シークエンス法 58
phenocopy 59, 60, 63
PROMID 試験 78
PRRT (peptide receptor radionucleotide therapy) 78

R
RET 遺伝子 15, 117
RET 変異保有未発症者 15

S
selective arterial secretagogue (calcium) injection (SASI or SACI) test 37
single nucleotide polymorphism 122

V
vasoactive intestinal polypeptide 36
VIP 産生腫瘍 35
VMA 107
von Hippel-Lindau 病 111

Z
Zollinger-Ellison 症候群 66, 86

数字
3DCRT 149
5-FU 78, 128
5 年生存率 76, 80, 129
10 年生存率 80, 129
10%病 111
^{99m}Tc-sestamibi (MIBI) シンチグラフィ 30
^{131}I-MIBG 137

多発性内分泌腫瘍症診療ガイドブック

定価（本体3,600円＋税）

2013年4月25日　第1版 第1刷発行

編　集	多発性内分泌腫瘍症診療ガイドブック編集委員会
発行者	古谷　純朗
発行所	金原出版株式会社

〒113-8687　東京都文京区湯島2-31-14
電話　編集 03（3811）7162
　　　営業 03（3811）7184
FAX　03（3813）0288
振替　00120-4-151494
http://www.kanehara-shuppan.co.jp/

©2013
検印省略
Printed in Japan
ISBN 978-4-307-20307-4
印刷・製本：真興社

JCOPY <（社）出版者著作権管理機構　委託出版物>
本書の無断複写は著作権法上での例外を除き禁じられています．複写される場合は，そのつど事前に，（社）出版者著作権管理機構（電話 03-3513-6969，FAX 03-3513-6979，e-mail：info@jcopy.or.jp）の許諾を得てください．

小社は捺印または貼付紙をもって定価を変更致しません．
乱丁，落丁のものはお買上げ書店または小社にてお取り替え致します．

定評ある 金原出版の診療ガイドライン　2013.1

甲状腺腫瘍診療ガイドライン　2010年版
構造化抄録・検索式 CD-ROM付
日本内分泌外科学会　日本甲状腺外科学会／編
B5判　212頁　定価3,780円（本体3,600円＋税5%）

食道癌診断・治療ガイドライン　2012年4月版
日本食道学会／編
B5判　136頁　2図　原色15図　定価2,730円（本体2,600円＋税5%）

胃癌治療ガイドライン　医師用 2010年10月改訂【第3版】
日本胃癌学会／編
B5判　72頁　2色刷　定価1,050円（本体1,000円＋税5%）

GIST診療ガイドライン　2010年11月改訂【第2版補訂版】
日本癌治療学会・日本胃癌学会・GIST研究会／編
B5判　150頁　9図　2色刷り　定価2,940円（本体2,800円＋税5%）

科学的根拠に基づく 肝癌診療ガイドライン　2009年版
アブストラクトフォーム集 CD-ROM付
日本肝臓学会／編
B5判　188頁　5図　定価3,990円（本体3,800円＋税5%）

科学的根拠に基づく 膵癌診療ガイドライン　2009年版
構造化抄録 CD-ROM付
日本膵臓学会 膵癌診療ガイドライン改訂委員会／編
B5判　164頁　8図　原色1図　定価3,045円（本体2,900円＋税5%）

急性膵炎診療ガイドライン2010　第3版
急性膵炎診療ガイドライン2010 改訂出版委員会／編
A4判　176頁　50図　原色3図　定価3,360円（本体3,200円＋税5%）

大腸癌治療ガイドライン　医師用 2010年版
大腸癌研究会／編
B5判　96頁　14図　原色5図　定価1,575円（本体1,500円＋税5%）

遺伝性大腸癌診療ガイドライン　2012年版
大腸癌研究会／編
B5判　80頁　5図　原色6図　定価1,575円（本体1,500円＋税5%）

患者さんとご家族のための 子宮頸がん・子宮体がん・卵巣がん治療ガイドラインの解説
日本婦人科腫瘍学会／編
後援 日本産科婦人科学会・日本産婦人科医会・婦人科悪性腫瘍化学療法研究機構
B5判　200頁　27図　原色5図　定価2,520円（本体2,400円＋税5%）

子宮頸癌治療ガイドライン　2011年版
日本婦人科腫瘍学会／編
後援 日本産科婦人科学会・日本産婦人科医会・婦人科悪性腫瘍研究機構・日本放射線腫瘍学会
B5判　180頁　7図　定価2,940円（本体2,800円＋税5%）

子宮体がん治療ガイドライン　2009年版
日本婦人科腫瘍学会／編
後援 日本産科婦人科学会・日本産婦人科医会・婦人科悪性腫瘍化学療法研究機構
B5判　192頁　11図　定価2,940円（本体2,800円＋税5%）

卵巣がん治療ガイドライン　2010年版
日本婦人科腫瘍学会／編
後援 日本産科婦人科学会・日本産婦人科医会・婦人科悪性腫瘍化学療法研究機構
B5判　170頁　7図　定価2,730円（本体2,600円＋税5%）

科学的根拠に基づく 乳癌診療ガイドライン　2011年版
日本乳癌学会／編
① 治療編　B5判　400頁　定価5,250円（本体5,000円＋税5%）
② 疫学・診断編　B5判　244頁　定価4,200円（本体4,000円＋税5%）

患者さんのための 乳がん診療ガイドライン　2012年版
日本乳癌学会／編
B5判　200頁　39図　定価2,415円（本体2,300円＋税5%）

制吐薬適正使用ガイドライン　2010年5月【第1版】
構造化抄録 CD-ROM付
一般社団法人 日本癌治療学会／編
B5判　92頁　8図　定価2,310円（本体2,200円＋税5%）

がん疼痛の薬物療法に関するガイドライン　2010年版
特定非営利活動法人 日本緩和医療学会／編
B5判　288頁　34図　定価2,940円（本体2,800円＋税5%）

苦痛緩和のための鎮静に関するガイドライン　2010年版
特定非営利活動法人 日本緩和医療学会／編
B5判　80頁　1図　定価1,890円（本体1,800円＋税5%）

がん患者の呼吸器症状の緩和に関するガイドライン　2011年版
特定非営利活動法人 日本緩和医療学会／編
B5判　136頁　10図　定価2,100円（本体2,000円＋税5%）

がん患者の消化器症状の緩和に関するガイドライン　2011年版
特定非営利活動法人 日本緩和医療学会／編
B5判　112頁　6図　定価1,890円（本体1,800円＋税5%）

終末期がん患者の輸液療法に関するガイドライン　2013年版
特定非営利活動法人 日本緩和医療学会／編
B5判　192頁　原色14図　定価2,520円（本体2,400円＋税5%）

金原出版　〒113-8687 東京都文京区湯島2-31-14　電話03-3811-7184（営業部直通）FAX 03-3813-0288
振替00120-4-151494　ホームページ http://www.kanehara-shuppan.co.jp/